家庭医生 医学科普系列丛书

脊柱侧弯

看名医

广东省医学会、《中国家庭医生》杂志社

组织编写

主　编：杨军林

副主编：郭玮婷

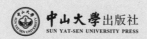

中山大学出版社

SUN YAT-SEN UNIVERSITY PRESS

·广州·

图书在版编目（CIP）数据

脊柱侧弯看名医 / 杨军林主编；郭玮婷副主编 . —广州：中山大学出版社，2017. 8
（家庭医生医学科普系列丛书）
ISBN 978-7-306-06113-3

Ⅰ. ①脊… Ⅱ. ①杨… ②郭… Ⅲ. ①脊柱畸形—防治 Ⅳ. ① R682.3

中国版本图书馆 CIP 数据核字 （2017）第 169306 号

JIZHUCEWANG KAN MINGYI

出 版 人：徐　劲
责任编辑：邓子华
封面摄影：肖艳辉
封面设计：陈　媛
装帧设计：王淑君
责任校对：谢贞静
出版发行：中山大学出版社
电　　话：编辑部 020 - 84110283，84111996，84111997，84113349
　　　　　发行部 020 - 84111998，84111981，84111160
地　　址：广州市新港西路 135 号
邮　　编：510275　传真：020 - 84036565
网　　址：http://www.zsup.com.cn　　E-mail: zdcbs@mail.sysu.edu.cn
印 刷 者：佛山市浩文彩色印刷有限公司
规　　格：889mm×1194mm　1/24　7.5 印张　150 千字
版次印次：2017 年 8 月第 1 版　2019 年 12 月第 2 次印刷
定　　价：28.00 元

家庭医生医学科普系列丛书编委会

主任：

姚志彬

编委（按姓氏笔画排序）：

马　骏	王省良	王深明	邓伟民	田军章	兰　平	朱　宏
朱家勇	伍　卫	庄　建	刘　坚	刘世明	苏焕群	李文源
李国营	吴书林	何建行	余艳红	邹　旭	汪建平	沈慧勇
宋儒亮	张国君	陈　德	陈规划	陈旻湖	陈荣昌	陈敏生
罗乐宣	金大地	郑衍平	赵　斌	侯金林	夏慧敏	黄　力
曹　杰	梁长虹	曾其毅	曾益新	谢灿茂	管向东	

序

姚志彬 | 广东省政协副主席
广东省医学会会长

健康是人生的最根本大事。

没有健康就没有小康,健康中国,已经成为国家战略。

2015 年李克强总理的政府工作报告和党的十八届五中全会都对健康中国建设进行了部署和强调。

随着近年工业化、城镇化和人口老龄化进程加快,健康成为人们最关注的问题之一,而慢性病成为人民健康的头号"公敌",越来越多的人受其困扰。

国家卫生和计划生育委员会披露:目前中国已确诊的慢性病患者近 3 亿人。这就意味着,在拥有超过 13 亿人口的中国,几乎家家有慢性病患者。如此庞大的群体,如此难题,是医疗机构不能承受之重。

慢性病,一般起病隐匿,积累成疾,一旦罹患,病情迁延不愈。应对慢性病,除求医问药外,更需要患者从日常膳食、运动方式入手,坚持规范治疗、自我监测、身心调理。这在客观上需要患者及其家属、需要全社会更多地了解慢性病,掌握相关知识,树立科学态度,配合医生治疗,自救与他救相结合。

然而,真实的情况并不乐观。2013 年中国居民健康素养调查结果显示,我国居民的健康素养总体水平远低于发达国家,尤其缺乏慢性病的防治知识。因此,加强慢性病防治知识的普及工作,刻不容缓。

与此同时,随着互联网、微信、微博等传播方式的增加,健康舆论市场沸沸扬扬、泥沙俱下,充斥着大量似是而非的医学信息,伪科普、伪养生大行其道。人们亟待科学的声音,拨乱反正,澄讹传之误,解健康之惑,祛疾患之忧。

因此,家庭医生医学科普系列丛书应时而出。

该丛书由广东省医学会与《中国家庭医生》杂志社组织编写。内容涵盖人们普遍关注的诸多慢性病病种,一病一册,图文并茂,通俗易懂,有的放矢,未病先防,已病防变,愈后防复发。

本系列丛书,每一册的主编皆为岭南名医,都是在其各自领域临床一线专研精深、经验丰富的知名教授。他们中,有中华医学会专科分会主任委员,有国家重点学科学术带头人,有中央保健专家。名医讲病,倾其多年经验,诊治心要尤为难得,读其书如同延请名医得其指点。名医一号难求,该丛书的编写,补此缺憾,以惠及更多病患。

广东省医学会汇集了一大批知名专家教授。《中国家庭医生》杂志社在医学科普领域成就斐然,月发行量连续30年过百万册,在全国健康类媒体中首屈一指,获得包括国家期刊奖、新中国60年有影响力的期刊奖、中国出版政府奖等众多国家级大奖。

名医名刊联手,致力于大众健康事业,幸甚!

2016年4月

前 言

杨军林 | 中山大学附属第一医院脊柱侧弯中心主任
广东省新苗脊柱侧弯预防中心主任,教授,主任医师,博士研究生导师
中华医学会广东小儿骨科学组组长
中华医学会广州骨科学会副主任委员

脊柱侧弯好发于 10~15 岁的青少年人群,并且发病隐蔽,早期无明显症状,活动正常,往往容易被忽略,错过最佳治疗时间。该年龄阶段的患儿处于生长发育高峰,侧弯容易进展加重,家长可不要忽视。

2013—2017 年期间,我带领专业团队完成了广东省 5 市 70 余万中学生的脊柱侧弯普查,结果显示,每 20 个初中生中,就有 1 个存在脊柱侧弯。一个班上,总能摊上一两个。

值得庆幸的是,99% 以上的脊柱侧弯学生为轻度类型,这些学生通过简单的体育锻炼、形体矫正和支具治疗,绝大部分是可以得到控制和矫正,而无需手术。

然而,筛查不是目的,预防才是根本。目前国内正规医院周末、节假日复诊就诊困难,重手术轻保守现象严重,以致许多学生及家长即使早期发现,也难以及时就诊或难以获得正确的诊疗信息,从而耽误脊柱侧弯的最佳治疗时机。

早期发现、早期治疗是治疗青少年脊柱侧弯的核心。为此,我开始了青少年脊柱侧弯治疗新模式的探索,并创

建了"周末节假日全天候开诊和脊柱侧弯一站式服务"的广东省新苗脊柱侧弯预防中心诊疗模式，使广大早期筛查发现的脊柱侧弯学生，可以获得及时、有效的治疗。

本书根据我的团队 10 年 5000 余例脊柱侧弯患者诊疗的临床实践经验，总结提炼出了一套较少影响中国学生学习生活，且易坚持的脊柱侧弯个体化阶梯治疗方法（XTS）：0~10 度姿势锻炼＋观察；10~20 度医学形体矫正；20~40 度支具治疗＋医学形体矫正；40~60 度强化康复＋支具治疗；>60 度手术治疗。

目前国内对于 10~20 度侧弯缺乏有效干预手段，上述的个体化的治疗方法，填补了这个领域的空白，并且，使绝大部分 40~60 度原需手术治疗的患者避免手术。

本书图文并茂、通俗易懂，对脊柱侧弯自我筛查、临床危害、诊疗方法、就医途径以及诊疗常见误区，进行了全方位、深入和专业地剖析，让读者了解脊柱侧弯，不再畏惧脊柱侧弯。

目录 CONTENTS

名医访谈 "我希望没有脊柱侧弯手术" / 1

自测题 / 4

基础篇 慧眼识病

PART 1 脊柱是人的"主心骨" / 2

正常脊柱长什么样 / 2

什么是脊柱侧弯 / 4

驼背也是脊柱歪了 / 6

脊柱侧弯给孩子带来双重伤害 / 7

每个班上,几乎都有学生脊柱歪了 / 12

脊柱越来越歪,家长们却还不知道 / 13

专家说:初中是"黄金三年",不治疗或歪成
"麻花" / 14

PART 2 脊柱为什么会长歪 / 15

脊柱侧弯是怎么形成的 / 15

不能全怪书包、坐姿 / 17

书包太重,会影响脊柱生长 / 18

午睡不要趴桌子 / 19

不良姿势要纠正,不然"歪"得快 / 20

PART 3 这些现象,是不是提示脊柱歪了 / 21

鞋跟磨歪,就是脊柱有问题? / 21

腰酸背痛,不是孩子想"偷懒" / 24

衣服总往一边滑 / 25

孩子最近不怎么长个儿了 / 26

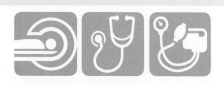

目录 CONTENTS

✉ **经典答疑** / 27

脊柱侧弯容易在什么年龄阶段被发现？ / 27

为什么要每年针对中学生进行脊柱侧弯筛查？ /27

发现孩子被怀疑脊柱侧弯后，家长该做些什么？ / 27

脊柱侧弯会遗传吗？ /28

治疗篇 让脊柱挺起来，是持久战

PART 1 不治疗，越来越歪 / 30

拍个X光片，能确诊 / 30

治疗方法有五种 /32

随访观察，也是一种治疗 / 33

不要忽视，脊柱侧弯发展快 / 34

每天10分钟，自己观察孩子的脊柱 / 36

矫正脊柱侧弯，切忌揠苗助长 / 42

这些方法，能帮助缓解疼痛 / 44

家长别信这些治疗误区 / 45

✉ **经典答疑** / 47

如何选择可信的治疗机构？ / 47

观察期内，多久检查一次？ / 48

✉ **真实案例** / 49

因偶然的车祸，发现脊柱侧弯 / 49

PART 2　医学形体矫正 / 51

做瑜伽、练体操，跟形体训练是两回事 / 51

推拿、针刀、矫正带能治好脊柱侧弯吗 / 53

医学形体矫正，怎么做 / 55

矫正前，家长、孩子要做好心理准备 / 57

✉ **经典答疑** / 60

体操锻炼，就没有一点作用吗？ / 60

脊柱侧弯40度，保守治疗还是手术？ / 60

✉ **真实案例** / 62

摆平"高低肩"，她只用了3个月 / 62

PART 3　支具矫正，戴够时间 / 64

天天戴着支具，得了解一下 / 64

患儿戴支具，家长也要做好准备 / 68

支具得"私人订制" / 71

戴支具，别再继续歪 / 73

每次复查都要戴支具 / 75

保护好皮肤 / 76

目录 CONTENTS

✉ 经典答疑 / 77

支具治疗期间，需间隔多长时间复诊？ / 77

游泳对治疗脊柱侧弯有帮助吗？ / 77

什么情况下连支具都不用戴？ / 78

成年以后脊柱侧弯会发展吗？ / 78

支具治疗是否会限制活动？ / 79

✉ 真实案例 / 80

怎样才能让患儿好好戴支具？ / 80

PART 4　手术不用怕 / 83

支具也解决不了，那得手术 / 83

脊柱侧弯术前，有哪些检查项目 / 87

能不能完全"正常"，看度数 / 88

要手术，别担心 / 90

脊柱微创，并非人人合适 / 92

手术以后，这样做恢复快 / 94

手术后要加强营养 / 97

✉ 经典答疑 / 99

脊柱侧弯的手术费用是多少？ / 99

如何决定要不要做手术？ / 100

国产螺钉和进口螺钉有什么区别？ / 100

内植物要不要取出？　/ 101

脊柱侧弯手术创伤大吗？　/ 101

做了手术，孩子以后还能长高吗？　/ 102

需要手术的概率高吗？　/ 102

✉ **真实案例** / 103

获得手术机会，重燃治病希望　/ 103

生活行为篇　这样做，才健康

PART 1　这样的姿势，脊柱最舒服　/ 106

正确的站姿　/ 106

正确的坐姿　/ 108

正确的走姿　/ 110

正确的看电脑姿势　/ 112

正确的看手机姿势　/ 114

理想的睡姿　/ 116

PART 2　小动作，防长歪　/ 118

婴儿时，就要防长歪　/ 118

不同场景，孩子怎么保护脊柱？　/ 120

给孩子的书包"减负"　/ 123

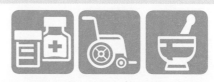

目录 CONTENTS

选书包要看这四点 / 126

四种锻炼，预防脊柱侧弯 / 129

游泳，脊柱在休息中获益 / 132

PART 3 跟孩子一起，保护脊柱 / 133

换掉家里的软沙发吧 / 133

添一把好椅子 / 135

跟孩子一起，做脊柱保健操 / 137

"低头族"警惕：颈椎不好，别乱摇 / 139

聪明就医篇 有效的求医之路

PART 1 如何就诊更高效 / 144

进了诊室，怎么跟医生说 / 144

PART 2 网络，高效挂号新途径 / 148

求医挂号指南 / 148

PART 3 如何申请新苗基金 / 152

新苗基金及申请流程 / 152

名医访谈

"我希望没有脊柱侧弯手术"

采访者:《中国家庭医生》杂志社

受访人:杨军林(中山大学附属第一医院脊柱侧弯中心主任,广东省新苗脊柱侧弯预防中心主任,教授,博士研究生导师,中华医学会广东小儿骨科学组组长,中华医学会广州骨科学会副主委)

作为一个脊柱外科医生,杨军林的理想竟是消灭脊柱侧弯手术。

军人出身的杨军林,做事雷厉风行,每日都是高速运转的工作节奏,就拿 2016 年来说,全年做了近 200 例脊柱侧弯手术。

他告诉采访者,大多数患者,并不需要拖到手术这一步。如果在青少年时就发现苗头,就能及时控制脊柱继续长歪,成年后,也会与常人无异。

重视预防,才能减少做不完的手术

杨军林从事脊柱侧弯专业三十余年。十几年前,中国的医疗技术比较落后,不少就医的脊柱侧弯患者只能失望而归。

2009 年,杨军林和他的团队到美国、丹麦、日本等地的国际顶尖脊柱侧弯中心取经,攻克脊柱矫治的技术难关。回国后,脊柱侧弯的手术病例就逐年攀升,手术越做越成熟。

这个手术被称为"皇冠手术",难度大,创伤大,风险大,稍有不慎轻则致瘫痪,重则致命。手术费用也高。在我国,做一次这样的手术要花费 10 万元 ~20 万元人民币。

尽管如此,杨军林还是无奈地发现:"有做不完的手术,国内脊柱侧弯的患者太多。"所以,杨军林意识到,我们应该学习国外的诊疗理念,早期干预,也许就能遏制这种现象,减少手术量。

地毯式普查,每班都有脊柱侧弯

早期干预,就从普查开始。2013 年,杨军林的团队开始在深圳、汕头、珠海、中山、广州 5 个城市,对全城中学生进行抽查,结果每 20 个初中生中,就有 1 个脊柱侧弯。2015 年起,便在广州市开始了地毯式普查,"一个不漏,每个初一至初三的学生都查"。查出脊柱侧弯后,他就告知学生和家长,进行有效干预,避免继续发展。

可是,杨军林遗憾地发现:"有些学生、家长并不重视,耽误了治疗。"

只要发生了侧弯,就不可能好转,只有进展快慢之分。他说:"小树苗长歪容易,若在小树苗成长过程中进行干预,让它重新长直也容易,但是一旦小树苗长成粗壮的大树,就很难再改变了。"

治疗的黄金 3 年,就是初中 3 年。普查结果显示,大多数学生是 10 度左右的脊柱侧弯,绝大多数只需进行形体训练,少数还要配合支具治疗,就可以矫正,不需要手术。

更重要的是,40~60 度的脊柱侧弯,按国际标准,是需要做手术的,但是通过杨军林和他的团队研究发现,这部分的患者也可以不用手术。"现在我们保守治疗的结果,是患儿可以跟正常人一样,效果很好,还能让患儿和家长不再承受手术的风险和负担。"

选择治疗机构别受骗

杨军林特别提醒,现在号称可以治疗脊柱侧弯的机构很多,但很多是拿治疗了几个月、一年后的效果来看,这样的对比没有意义。因为在发育期,患儿还在生长,侧弯角度仍有可能继续进展。

杨军林强调,终止治疗,患儿发育稳定后,还要再观察 2~3 年,看脊柱侧弯角度有没有变化,如果没有继续增加,才说明治疗有效。

"我们从2013年开始做随访工作,当时我们保守治疗有近5000个病例,手术2000例。根据随访观察,坚持接受治疗到18岁的患者,随访2~3年,他们的脊柱情况仍然维持得很好,没有继续变弯。"

创办基金救助贫困患者

脊柱侧弯患者中不少家庭贫困,没办法拿出高昂的手术费用。于是,2010年,杨军林带头创立了新苗慈善基金,为0~28周岁贫困家庭的青少年脊柱侧弯患者提供慈善救助。

杨军林说,成立慈善基金,主要是为了帮助患者做手术。"一旦引发并发症,患者没钱,医生没钱,医院没钱,并发症很难处理,容易产生严重后果。有了慈善基金的支持,我们就可以减少并发症的发生。一个患者,慈善基金需要10万元左右的资金支持。"

可是,面对做也做不完的手术,杨军林又想:如果这笔钱,用来做脊柱侧弯的早期筛查,可以查几万人,受益的人更多。

发展至今,新苗慈善基金已经发展成新苗公益团队,共筹集善款2300多万元,资助了205个患者,也更积极地进行着普查工作。

"责任在推着我们向前"

光普查还不是目的,最重要的是要终止脊柱侧弯的继续发展,给予患者早期诊断、合适的治疗,得到最好的结果。杨军林表示:"这是我们团队的责任和使命,我们觉得是在做善事。"

以广东省的手术量来说,目前已有所减少了。但是,钱的问题、专业团队的问题很难解决,在全国其他地区,手术量还是比较大。

但是,杨军林仍充满信心地说:"那么多的期盼和责任,推着我们向前走。我们团队会坚持初心,诊治更多的脊柱侧弯患者,这是出于一种职责和本能,我们也会让这份慈善事业一直走下去。"

自测题

1. 哪些情况应怀疑孩子有脊柱侧弯? ( )

    A. 衣服总往一边滑

    B. 有高低肩

    C. 侧面看,孩子驼背

2. 哪个年龄段的人脊柱侧弯发展快? ( )

    A. 婴幼儿

    B. 青少年

    C. 成年人

3. 孩子有脊柱侧弯该怎么处理? ( )

    A. 外观不明显,不用管

    B. 等等再看吧,说不定长大就好了

    C. 要找专业机构治疗,预防进展

4. 脊柱侧弯怎么治? ( )

    A. 推拿、瑜伽就够了

    B. 不管度数多少,做形体训练就行了

    C. 60 度以下的,可以做形体训练 + 支具治疗

5.形体训练怎么做？（　）

    A. 在网上找资料,自己在家做

    B. 跟"病友"取取经,照着他的方法做

    C. 到专业机构,由专业人员指导进行训练

6.支具治疗怎么做？（　）

    A. 孩子腰板挺不直,买个背背佳就好了

    B. 成天穿着支具太难受,有空就脱下来轻松一下

    C. 一天要穿23个小时,不能松懈

7.下列有关支具治疗的说法,正确的是(　)。

    A. 穿了支具能防继续长歪

    B. 穿了支具以后,腰板就会给变直了

    C. 支具不用刻意选,别人穿什么样的,我就穿什么样的

8.生活中,怎样保持脊柱健康？（　）

    A. 长期坐着,不起身活动一下

    B. 别给孩子背过重的书包

    C. 窝在沙发里看电视、看书

参考答案：

1.ABC　2.B　3.C　4.C

5.C　6.C　7.A　8.B

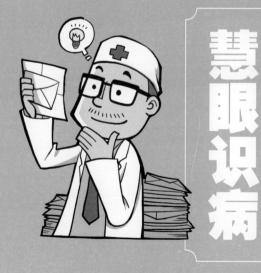

慧眼识病

基础篇

PART 1 ▶
脊柱是人的"主心骨"

正常脊柱长什么样

正常人体的脊柱由 26 块椎骨组成，其中颈椎 7 个，胸椎 12 个和腰椎 5 个。

腰椎下方有骶椎和尾椎各 1 个，骶尾骨与骨盆相连。婴幼儿时期椎骨有 32~33 块，随年龄增长，5 块骶椎融合成一块骶骨，尾椎融合成一块尾骨。

每块椎骨之间有椎间盘隔开，使椎骨间具有一定活动度。

脊柱内包裹着脊髓，并在各个椎体间的双侧发出神经，控制躯干四肢的感觉、运动以及大小便。脊柱的主要功能是保护脊髓，维持人体活动和承载负荷。

正常的脊椎，像竹子一样一节一节的。从正面和背面看，都应该是成一条直线的。从侧面看则有 4 个生理弯曲：颈椎和腰椎向前凸；胸椎和骶椎向后凸。

如果靠墙站立时，后脑勺、肩胛部、臀部接触墙壁，颈部和腰部应有一掌的空隙。这就是脊柱端正的标志。

正确的站立姿势应使头、颈、躯干和脚纵轴在一条垂直线上，也就是挺胸、收腹和两臂自然下垂，这样人的体态就能优美、挺拔，人也显得精神和自信。

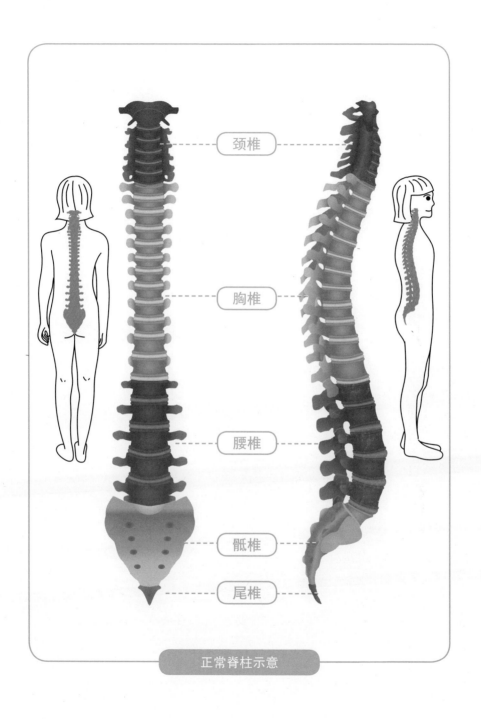

颈椎

胸椎

腰椎

骶椎

尾椎

正常脊柱示意

什么是**脊柱侧弯**

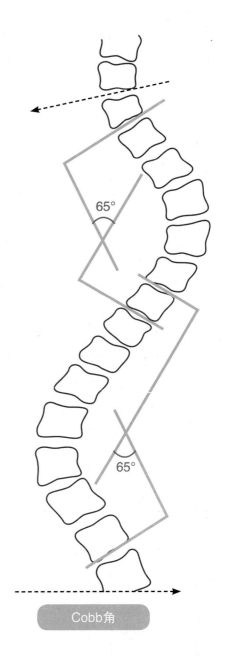

脊柱侧弯,通俗地说就是脊柱"歪"了。不光方向长歪了,还会向后凸,椎体还会带有旋转,是个三维畸形。

当脊柱的弯曲角度大于10度,就称为脊柱侧弯。如果角度小于10度而没有任何功能性问题,则称之为脊柱不对称。

拍摄全脊柱正侧位X光片,以观察脊柱侧弯角度大小。脊柱弯曲角度称为 Cobb角。Cobb 角是衡量脊柱侧弯角度的一个标准。

简单来说,脊柱侧弯凹侧倾斜度最大的 2 个椎体,其水平边缘线的垂直线的交角,就是 Cobb 角。

65°

65°

Cobb角

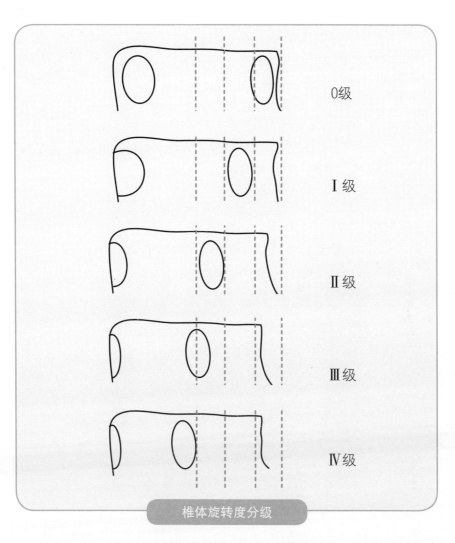

0 级

I 级

II 级

III 级

IV 级

椎体旋转度分级

另外，脊柱在侧弯的同时，通常伴有椎体的旋转；可以说，椎体的旋转是引起脊柱侧弯的首要因素。

角度越大危害越大。如果 Cobb 角＞20 度，会影响身高发育和出现背部疼痛等症状；Cobb 角＞100 度会引起限制性肺病，压迫心脏，影响胸廓发育等。

驼背也是脊柱歪了

　　脊柱侧弯通常发生于胸椎或胸部与腰部之间的脊椎,也可以单独发生于腰背部。侧弯出现在脊柱一侧或前后方向弯(俗称"驼背"),呈"C"形;或在双侧出现,呈"S"形。

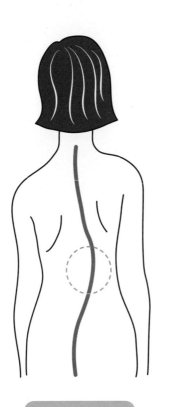

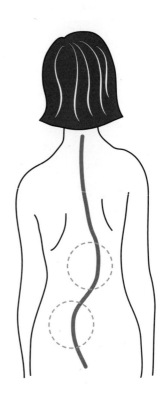

脊柱侧弯C形　　　　　　　　脊柱侧弯S形

脊柱侧弯给孩子带来**双重伤害**

脊柱侧弯会给孩子带来心理和生理两方面的影响。

不仅影响体态健美、身高发育，失去正常人的体态，造成身体上的外观畸形，有时还会出现腰背疼痛，产生骨刺，而且易疲劳，对心肺等内脏器官的生长发育和生理功能的正常运转也极为不利。它会减小胸腔、腹腔和骨盆腔的容积量，影响生长发育和内脏的功能。

脊柱侧弯严重时因为胸廓肋骨变形，限制了呼吸运动，就可出现肺功能障碍，轻微运动后即缺氧发绀，进而影响心脏功能，出现心衰。

当侧弯进一步发展超过 100 度以后，压迫脊髓神经，部分患者还可出现神经症状，轻者下肢麻木、无力、肌肉萎缩，重者可能出现截瘫。

在心理方面，脊柱侧弯所致的畸形往往会让青少年产生自卑羞涩、恐惧自闭的性格，严重影响他们心理的健康发育。因怕别人笑话和鄙视，不敢穿着体现形体美的漂亮时装，很少或根本不敢参加健美和体育运动，如游泳等。这样的青少年常有很强的自卑心理，他本人和家庭常需承受极大的心理压力。

8

孩子的脊柱歪不歪

脊柱侧弯最主要的表现是躯体不对称。家长们可以自己进行初步判断。让孩子脱去上衣,背对家长站立,首先双脚并拢,双膝伸直,双臂放松置于身体两侧。家长位于孩子后方,双目平视背部,从前后左右四个方向观察。

如果孩子有以下情形,家长就应警惕,最好带孩子到医院,拍摄站立位全脊柱 X 光片,测量脊柱侧弯状况。

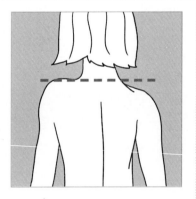

☐ 1."高低肩",左右肩膀不一样高。

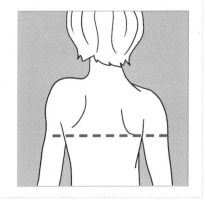

☐ 2.用手摸摸背部的肩胛骨,两块肩胛骨最下端不等高。

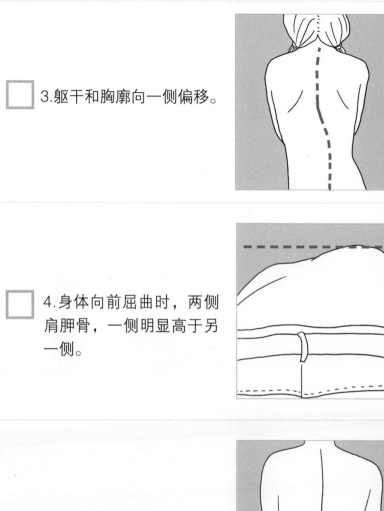

3.躯干和胸廓向一侧偏移。

4.身体向前屈曲时，两侧肩胛骨，一侧明显高于另一侧。

5.腰部一侧有褶皱。

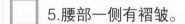
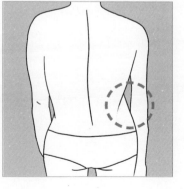

6.双手自然下垂时，腰部
至两手间的距离不一致。

7.两侧髋部不一样高。

8.双腿不一样长短。

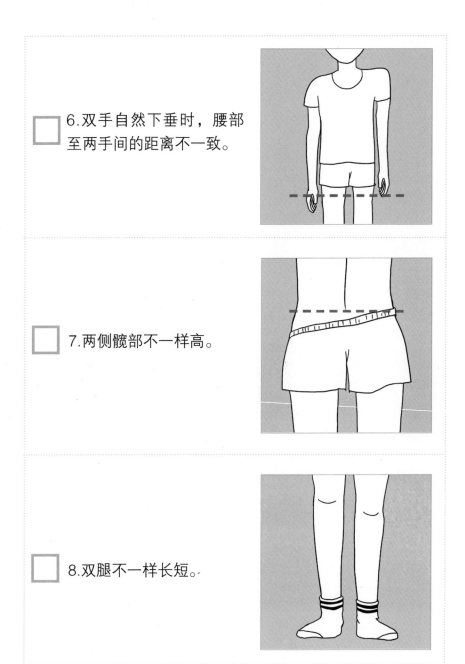

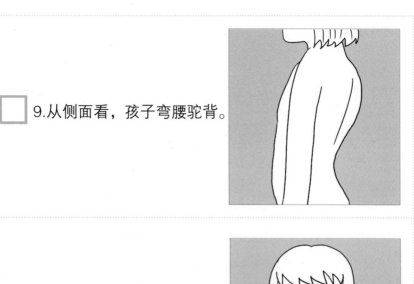

9.从侧面看，孩子弯腰驼背。

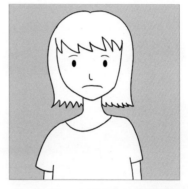

10.孩子穿T恤或衬衫时，两侧领口不对称。

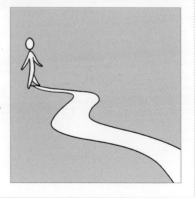

11.走路不沿着直线往前走。

每个班上，几乎都有学生**脊柱歪了**

　　从 2013 年起，中山大学附属第一医院脊柱侧弯中心在广州、深圳、珠海、汕头、中山 5 个城市，为 70 多万名中学生进行脊柱侧弯初步筛查。

　　其中，在广州市 7 个区就筛查出 7000 多名疑似脊柱侧弯的初中生。

　　这项普查结果显示，初中生的脊柱侧弯的发病率达 5.4%。

　　换句话说，每 20 个初中生中，就有 1 个存在脊柱侧弯。一个班上，总能摊上一两个。这么多孩子脊柱侧弯？家长们可能都不相信。

　　其实，从接诊的情况看，哪怕是患儿的家长，起初也往往没留意到。等患儿症状很严重了，才到医院就诊。

　　很多中学生住校，家长也难得见到孩子。加上孩子大了，都是自己洗澡、换衣服，校服又比较宽松，家长不容易发现。

脊柱**越来越歪**，家长们却还不知道

"我家的孩子上初一后，老是弓着身子看书，矫正他很多次了都还是那样，后来初二学校体检就能看出有脊柱侧弯了。拍片后发现 Cobb 角只有 10 来度，以为没什么问题。"

不少家长会觉得侧弯不严重，往往掉以轻心。脊柱侧弯经常在 10~15 岁的青少年中发现，之后快速发展，成年后更为严重。

因为这一时期是人一生中第二个生长高峰，脊柱生长得较快，原本轻微的脊柱侧弯此期加重也较快，所以，家长对这个年龄段的青少年应特别注意。男孩、女孩的发病概率相等，但女孩的脊柱侧弯弧度容易加重。

然而，很多家长对这种病了解甚少，甚至完全陌生。脊柱侧弯不容易被发现，主要是因为早期几乎没什么症状，不痛不痒，即使有少许的弯曲，也很容易被宽松的衣服掩盖住了。

当孩子的脊柱发生变化时，很多家长以为是发育过程中的正常现象，或单纯地以为是孩子姿势不正确造成的，随着年龄的增长会自行矫正。

还有很多孩子和父母怕治疗耽误学习时间，往往会拖延治疗，其后果反而更严重。一旦拖延治疗，这期间孩子的侧弯很可能会加重，本来不需要进行手术的弯度，就变成要手术了。

等到家长发现有问题时，比如胸廓畸形，两肩不等高，两侧乳房明显不等大，左侧的乳房往往较大（这些都是脊柱侧弯的典型症状）等，保守治疗通常无效了，只能求助于手术。

专家说：**初中**是"黄金三年"，不治疗或**歪成"麻花"**

14 岁的初二女学生小雅，是普查发现的一名脊柱侧弯患者。

2016 年 10 月，她到医院拍 X 光片，侧弯 Cobb 角度才 11 度，不认真看还真看不出来。当时正值期中考，她每天的学习很紧张。家长便觉得，学习为重，过几个月再治疗也不晚。

但今年 2017 年 3 月再次检查时，还没拍片，医生就已经能明显看出，小雅的脊柱歪了。X 光片显示，侧弯 Cobb 角度已增大到 21 度。

10~15 岁青少年是脊柱侧弯的高发期。这个阶段的青少年，正处于生长发育高峰期，脊柱侧弯发展得比较快，可能在短短几个月内，就演变为重度侧弯。因此，初中正是治疗的"黄金三年"。

有些脊柱侧弯的青少年，一直没有治疗。虽然他们的侧弯角度后来也没有显著增大，但长大后，他们会比常人更容易腰酸背痛。

而且，女性怀孕期间体重增加，脊柱承受的压力随之增大，可能会加重原有的脊柱侧弯，尤其要注意及早治疗。

PART 2 ▶
脊柱为什么会长歪

脊柱侧弯是怎么形成的

　　引起脊柱侧弯的原因有很多,不下数十种,病因至今仍不明确。脊柱侧弯在青少年发病率最高,发病率一般为 2%~3%,女性高于男性。

　　医学上大致将脊柱侧弯划分为先天性和特发性。

　　先天性的是指脊柱骨性结构发生异常,即出生后即有三角形半椎体、蝶形椎、融合椎、与胸椎相连的肋骨并肋融合等异常结构,导致脊柱发生倾斜,导致侧弯或后凸畸形。

　　先天性脊柱侧弯还往往伴有脊髓的畸形,如硬脊膜膨出(在下腰部可触及鸡蛋大甚至拳头大的软包块,还有波动感)、脊髓纵裂或脊髓空洞。由于脊柱畸形可合并脊髓神经异常,因此,治疗先天性脊柱侧弯时,难度较大,也更危险。

　　特发性脊柱侧弯占脊柱侧弯患者的 70%~80%,这类患者出生时脊柱是正常的,随着身体的发育成熟,由于神经肌肉力量的失平衡,导致脊柱原来应有生理弯曲变成了病理弯曲,即原有的胸椎后凸变成了侧凸等。

　　另外,还有一些特殊疾病也可引起脊柱侧弯,如:小儿麻痹、脑瘫、脊髓空洞症、神经纤维瘤病、马凡氏综合征以及外伤或某些炎症性病变等。

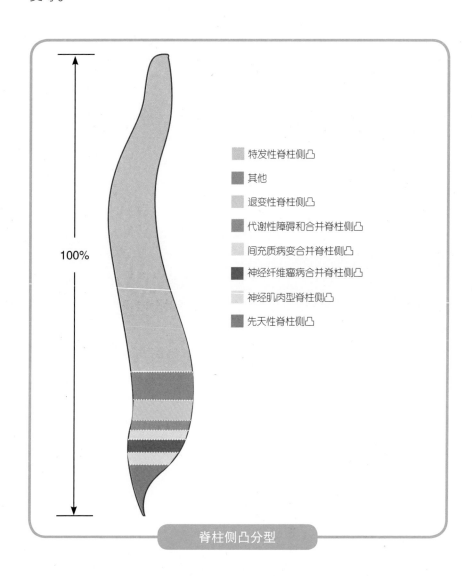

特发性脊柱侧凸

其他

退变性脊柱侧凸

代谢性障碍和合并脊柱侧凸

间充质病变合并脊柱侧凸

神经纤维瘤病合并脊柱侧凸

神经肌肉型脊柱侧凸

先天性脊柱侧凸

100%

脊柱侧凸分型

不能全怪**书包、坐姿**

很多家长都有这个疑问："我家孩子坐姿老是歪在一边，是不是这样就容易损害脊柱，变成驼背啊？"孩子脊柱出了问题，家长们首先都会觉得肯定是孩子书包过重或坐姿不正确，"压坏"了脊柱。

这些家长们的想法，有些绝对了。孩子发生脊柱侧弯的原因有很多，其中特发性发病较多。70%~80%的患者属于特发性脊柱侧弯，可能是骨头、肌肉或是神经引起的，具体原因目前仍不清楚。所以，不能说一定是书包过重或者姿势不当造成了脊柱侧弯。

也有少数是姿势性的，可能是由于书包背带不等长，以致双肩受力不均，或是扭着身子打电脑等。

缺乏体育锻炼，肌肉软弱也是脊柱变形的原因之一。因青少年时期骨骼的增长速度比较快，而肌肉发育却不能适应身体的增长速度，如不注意全面的体育锻炼，则容易发生脊柱变形。

书包太重，会影响脊柱生长

有些家长可能认为：含胸、驼背，是因为孩子站立、走路姿势不好，时时提醒他们挺胸、抬头就行。

事实上，很可能是书包太重，他们没法站直。当背负重物时，重物会给人带来一个向后的力量，孩子便会不自觉地前倾身体，以保持身体平衡，避免往后倒。

北京大学儿童青少年卫生研究所曾对北京 600 名 6~14 岁的青少年进行调查，发现学生背书包时，上身前倾角度也随背负重量的增加而加大。

该研究还指出，青少年适宜负重的上限范围应为自身体重的 8%~10%，而超过 50% 的学生，日常负重都超过了上限。

过度负重，会使孩子背部的肌肉、韧带处于拉伸的状态，时间长了，则发生疲劳。本来，位于脊柱前后的肌肉，其力量是均衡的，当后方肌肉松弛无力，脊柱便被前方的肌肉"拉"过去。从身体的侧面看，原本成一条竖线的脊柱，成了"C"形，医学上称脊柱后凸。

家长给孩子收拾课本或督导孩子收拾课本时应注意，不要将多余物品带到学校。我们应该一起给孩子的书包"减减负"，让脊柱不承受如此重负。

午睡不要**趴桌子**

　　目前,不少学生在学校午休时,都是趴在课桌上睡的,甚至有些学校把课桌或凳子拼在一起,让孩子们躺在上面睡觉,这对脊柱健康又是一击。

　　抛开可能摔伤的风险不谈,课桌及凳子面积狭小,孩子们不得不蜷曲着身体睡觉,课桌高低不平,对孩子的脊椎发育都很不好。

　　人在熟睡时,保护脊椎的肌肉、韧带处于松弛的状态,不良睡姿很容易导致脊柱扭曲、脊椎关节错位,引起相应的症状,例如颈椎错位往往会出现头晕、头痛、注意力不集中、颈肩部酸痛等,胸腰椎错位会出现腰背痛、下肢麻痛甚至脊柱侧弯。

　　除了睡姿外,写字姿势不正确(如歪着头扭着身子写作业),或者坐车看书,加上现在的电子产品对孩子的吸引力,常可见到不少学生长时间低头玩游戏,这些细节也会危害孩子的脊柱健康。家长要注意纠正孩子的这些不良姿势。

不良姿势要纠正，不然"歪"得快

虽然坐立姿势不是发生脊柱侧弯的决定性因素，但是保持良好的姿势，能让孩子有个优雅的体态，也显得更挺拔、有精神。所以，生活中，家长们还是要提醒孩子，让他们保持良好的体态。

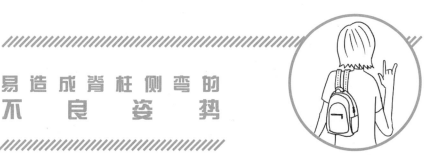

易造成脊柱侧弯的不良姿势

长期进行某种姿势的活动

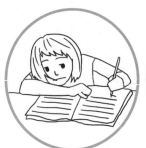

头趴在手臂上看书写字

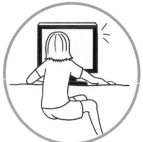

扭着身子打电脑

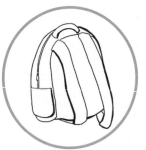

书包背带不等长

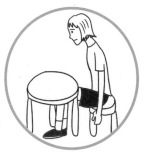

桌椅不配套

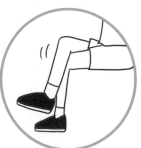

跷二郎腿

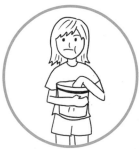

缺乏锻炼

PART 3 ▶
这些现象,是不是提示脊柱歪了

鞋跟磨歪,就是脊柱有问题?

网上有这么一说:如果一辆车总是跑偏,它的轮胎磨损就会跟正常的车不一样,汽车修理师就要怀疑车轴是否有偏移? 人的鞋子就像汽车的轮胎,也会出现这样的状况:如果鞋跟磨偏得厉害,就要考虑可能是脊柱出了问题。

还有"专业人士"言之凿凿地说:如果鞋跟内侧磨损得较厉害,很可能是第三、四腰椎有问题;外侧磨损较严重的,则与第五腰椎有关。

鞋跟磨损真与脊柱健康有关?

这个说法不完全正确。的确,当腰椎间盘突出压迫下肢神经,两侧肌群由于失去神经支配,力量不平衡时,会导致足部受力不均匀而产生鞋跟磨损。但这并不意味着所有的鞋跟磨损都跟脊柱有关,更别说哪边磨损多就对应哪个节段的腰椎有问题了。

鞋跟磨损跟这些原因有关系

先天踝关节发育不良和肌力不均衡，导致脚内、外翻畸形，如扁平足或高足弓。

天生长短腿，走路时两脚受力不均匀，自然会出现鞋跟一侧过度磨损的情况。

患膝关节炎时，膝关节间隙内侧变窄，膝关节面的咬合向一侧倾斜，负重面逐渐发生变化，膝关节内侧肌群将承受更大的压力，易形成肌肉劳损，使膝关节承重能力下降，行走时就会出现膝关节疼痛和鞋跟外侧严重磨损。

足部骨折损伤，导致相关关节、肌肉挛缩畸形。

髋关节疾病，由于髋关节和骶髂关节病变导致跛行，也会导致脚底受力不均，从而出现鞋跟磨损。

双脚鞋跟磨损，走路时外八字或内八字。

外八	内八

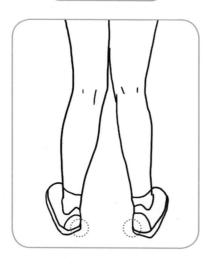

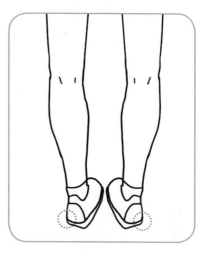

鞋底内侧鞋跟磨损厉害，
久而久之会成"X"型腿。

鞋底外侧鞋跟磨损厉害，
久而久之会成"0"型腿。

医生提醒

　　若发现鞋跟一侧有较严重的磨损，特别是新鞋在短时间内鞋跟就磨损得厉害的，同时伴腰腿部不适，应及时就医查明原因并处理。

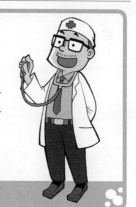

腰酸背痛，不是孩子想"偷懒"

　　长时间伏案，看书、看电脑，固定一个姿势不活动，时间久了，就会感觉到腰酸背痛，肩颈僵硬，很多家长自己也有这种感受。当孩子跟父母诉苦，说自己腰痛、脖子痛、肩膀痛时，有些家长会觉得这是孩子想"偷懒"，其实，真的不是。经常腰酸背痛的孩子，很可能脊柱有问题，发生了脊柱侧弯。

　　脊柱侧弯也会使肌肉疲劳，引起肌肉酸痛。脊柱发生弯曲，脊柱有一侧的肌肉为尽力保持身体的左右平衡，就会过度牵拉，经常处于这种紧张状态下，就会导致肌肉疲劳和疼痛。

　　疼痛也可能由压迫神经引起。脊柱侧弯凹侧的小关节突压迫神经，就会引起疼痛，这种情况在脊柱侧弯患者中并不少见。

　　另外，脊柱侧弯还可引起关节退变，而关节退变也会引起疼痛。

　　而且，这种疲劳性的疼痛不是因为某个动作突然诱发的，而是随着伏案时间增长逐步慢慢加重的。这种酸痛、闷痛感，一般偏向一侧，在脊柱凸起来的一侧部位，疼痛更加明显，而且会出现整片疼痛的情况，而不是某一个点。

衣服总往一边滑

孩子穿领口比较宽松的衣服时,有些细心的家长会发现,衣服领口老是往一边滑落;在穿背心、吊带或裙子时,背带也是往一个方向倾斜,好像孩子身体就歪向一边;T恤穿久了,衣服的领口,好像也只有一边变得宽松了。

还有的孩子平时生活中,站没站相,坐没坐相,家长反复说了好几次,但并没有改变,好像孩子故意跟家长作对一样。

脊柱侧弯导致身体两侧不平衡,骨盆两侧和肩膀高度不一致,才会造成衣服经常往某一边滑落的现象。孩子坐姿、站姿不优雅大方,也可能是脊柱歪了在作怪。一旦发生脊柱侧弯,脊柱不可能再自动矫正回来,反而会随时间流逝变得越来越重。所以,家长们一旦发现这些信号,就要尽快带孩子到医院接受检查。

孩子最近**不怎么长个儿**了

青少年生长发育很快，有的孩子一年内能迅速长高10厘米，可过后，就长得很缓慢了。吃得好，睡得香，也经常做运动，可还是不怎么长个儿，就像停止发育了一样。很多家长都担心，孩子还小，还没过青春期，不会就再不长个儿了吧。

家长们可以先简单算算，自己家的孩子大概能长多高，这里有个公式：

（爸爸的身高+妈妈的身高+13）/2=儿子的身高（厘米）

（爸爸的身高+妈妈的身高−13）/2=女儿的身高（厘米）

这种方法是纯粹基于遗传因素计算的，会有 +10 至 −10 的误差。除了遗传，孩子的身高还受后天环境因素（包括营养和运动等）的影响。

如果孩子最近发育慢，家长们要先清楚，发育速度变缓大概多久了。如果是超过一两年都没有长高，那么孩子的生长板很可能已经关闭了，这种情况下，身高基本定下了。

若不是这种情况，就可能是脊柱侧弯把孩子的身高耽误了。我们身体的中心是脊柱，它担负着维持身体平衡的作用。如果脊柱弯曲或扭曲，身体找不到平衡，那发育也会很难。

如果脊柱侧弯导致双腿生长板不对称，大的生长板会为了配合小的生长板而关闭，这就会提早定了孩子的身高。身体不平衡时，会向稳定的一侧倾斜，腿骨也会变得弯曲，这也影响了孩子的身高。

家长们还要注意，生长板关闭后，脊柱侧弯也会变得很难矫正。所以，一旦发现孩子有脊柱侧弯，应该尽早全力进行矫正治疗。

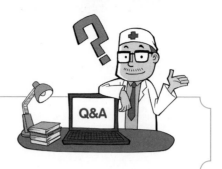

经典答疑

◆脊柱侧弯容易在什么年龄阶段被发现?

答:脊柱侧弯主要发生于人体的生长发育阶段,以 10~15 岁的中学生高发,占 70%~80%,这一时期是人一生中第二个生长高峰,脊柱生长得较快,原本轻微的脊柱侧弯此期加重也较快。因此,初中 3 年是发现和治疗脊柱侧弯的黄金时间,家长应对这个年龄段的青少年特别注意。

◆为什么要每年针对中学生进行脊柱侧弯筛查?

答:脊柱侧弯常见于 10~15 岁的中学生,发病初期外观变化不明显,且大部分学生独立住校,不易发现;随着年龄增长,原外观不明显未被发现脊柱侧弯的,有可能会在下一年的体检中被发现。

◆发现孩子被怀疑脊柱侧弯后,家长该做些什么?

答:家长应向专科医生咨询,加强自己及孩子关于脊柱侧弯的认识,并学习观察脊柱侧弯变化的方法,当发现外观变化时应积极就医;同时也无需有过多的心理负担,因为早期发现早期治疗,95% 以上的脊柱侧弯,是可以得到有效控制而不继续发展的。

27

◆ 脊柱侧弯会遗传吗?

答：由于脊柱侧弯具有一定的家族遗传性，故侧弯患者的孩子发生侧弯的危险性会较正常人的概率要大，但是这种概率一般还是非常低的。因为其遗传连续性不像头发、肤色那样简单，很难准确预测。因此，家长应该对孩子的脊柱情况进行密切观察，如果孩子中有一位出现侧弯，则需对其他孩子进行检查。

1. 脊柱侧弯不容易被发现，主要是因为早期几乎没什么症状，不痛不痒，即使有轻度弯曲，也很容易被宽松的衣服掩盖住了。因此，家长要重视脊柱侧弯筛查。

2. 10~15岁青少年是脊柱侧弯的高发期。这个阶段的青少年，正处于生长发育高峰期，脊柱侧弯发展得比较快，可能在短短几个月内，就演变为重度侧弯。因此，初中正是治疗的"黄金三年"。

3. 如果家长经过简单的"一分钟测试"，发现孩子脊柱有点歪，必须要重视，及时带孩子到医院进行更专业的检查。

4. 生活中，家长要及时纠正孩子的不良姿势，养成良好的坐姿、站姿、睡姿等，孩子既能有好的体态，也对脊柱健康有帮助。

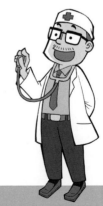

让脊柱挺起来，是持久战

治疗篇

PART 1 ▶
不治疗,越来越歪

拍个X光片，能确诊

如果怀疑孩子有脊柱侧弯,家长就要尽早带孩子到医院拍站立位的脊柱全长正、侧位 X 光片,看 Cobb 角的角度,并明确脊柱侧弯的类型。脊柱侧弯角度不同,处理方法也不同。

脊柱侧弯拍片时需注意什么

当怀疑有脊柱侧弯时,孩子常需拍摄全脊柱正侧位的 X 光片,此时需注意让孩子在站立位下进行 X 光拍摄,这样可避免平卧位肌肉松弛导致拍片时侧弯角度的减少,进而影响准确的病情评估及治疗方案选择。

拍X光片姿势

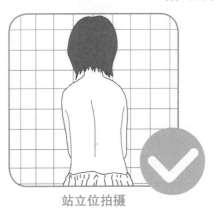

站立位拍摄

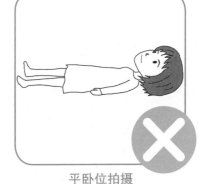

平卧位拍摄

脊柱侧弯在 X 光片上是什么样的

脊柱侧弯指在脊柱区域(上胸椎,胸椎或腰椎)产生 1 个或多个弯曲。脊柱侧弯可能发生在脊柱的 1 个或多个区域,我们称之做单弯,双弯或三弯。侧弯方向可能向左,也可能向右。

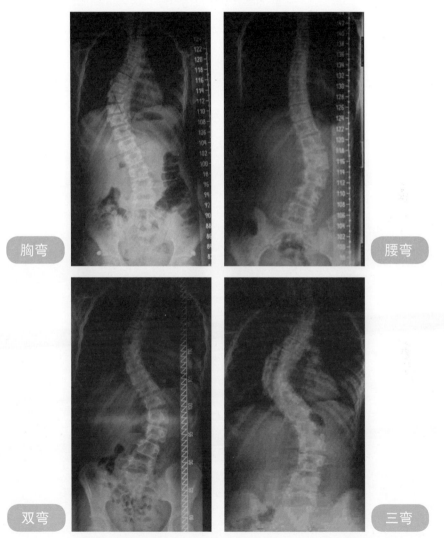

胸弯

腰弯

双弯

三弯

治疗方法有五种

有些家长发现自己的孩子有脊柱侧弯后非常紧张，甚至不知所措，常常到处乱投医，有补钙的，有推拿按摩正骨的，有戴支架背心的，总之，听说什么方法有用，就带孩子去治疗，结果收效甚微，有的反而起了反作用，耽误了病情。

观察

10度以下

每隔 4~6 个月回到医院进行体格检查，必要时拍摄全脊柱 X 光片，此期间，患者需要注意生活学习时姿势的纠正。

医学形体训练

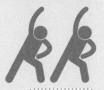

10~20度

可进行医学形体训练，通过增强脊柱周围肌肉力量和有针对性的矫正动作，控制侧弯的进展。

支具治疗

20~40度

在医学形体训练的基础上，使用支具治疗，即佩戴矫形器，对侧弯的部位施加一个反向的挤压力。

强化康复

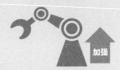

40~60度

现在有些侧弯角度为 40~60 度患者也不用手术，靠强化康复＋支具也一样能得到矫正。

手术治疗

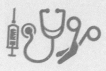

最佳手术对象为青少年和柔韧性较好的患者。若外观畸形明显，保守治疗无法取得良好效果的，侧弯进展 5 度/年，需手术治疗。

随访观察，也是一种治疗

家长及时发现了孩子的脊柱问题，并带孩子去医院检查完，医生说孩子是"脊柱侧弯"，但同时告知，孩子只需要继续观察，定期复诊，并不需要特殊处理，这难免让家长们有种医生"不负责任""耽误孩子"的想法。

但事实上，对于 X 光片上 Cobb 角小于 20 度的患者，"观察随访"就是一种治疗方式。

当 Cobb 角度小于 20 度时，对外形和身体的影响都不大。只需在医生指导下，进行功能锻炼，同时每 3~6 个月到医院定期复查，拍摄站立位全脊柱正（侧）位 X 光片，看看脊柱侧弯是否有快速发展的趋势，要坚持复查，直到青春发育期结束。

但在青春发育期，Cobb 角度一旦超过 20 度，而又未达 40 度时，就应该选择佩戴支具了。

侧弯角度在 20~40 度之间，这种侧弯虽然不太严重，但也有继续发展的趋势，患儿每天都需要佩戴矫形支具，直到骨骼发育完成。

不要忽视，脊柱侧弯发展快

　　不少严重病例，都是因为家长没及时带孩子到正规医院治疗，长时间延误病情而造成的。本来，通过早期的干预，绝大部分患儿根本无须手术，完全可以拥有和正常人一样的脊柱功能。

　　一些家长想着孩子还处在发育期，脊柱还有机会"长直"，先缓一缓再去医院。谁知，没过几个月，家长就猛然发现，孩子脊柱侧弯的程度突然迅速加重，一下慌了神，才匆忙带孩子到医院检查。

　　一般来说，等到孩子发育成熟，也就是18岁左右，脊柱侧弯的弯度会停止增加。如果此时侧弯程度不严重，不超过20度，家长就不必再操心了，侧弯一般不会继续进展。

　　但在此之前，患儿的脊柱并不会自动"长直"，只会保持不变或加重。在某些青少年的患者当中，可能会观察到侧凸在一段时间内似乎有所改善，但接着就回到原来的状态甚至加重。

　　10~15岁是骨骼生长高峰期，脊柱生长快，脊柱侧弯的加重也快，尤其是女孩初潮那一年，脊柱侧弯的进展尤其神速，常常让家长措手不及。

什么样的孩子，脊柱侧弯会发展得快

虽然很多因素会造成脊柱侧弯的进展，但总的来说，那些发病年龄较小、骨骼发育不成熟和侧弯角度较大的患者，侧弯进展的可能性较大。故在骨骼发育未成熟前，应该定期进行复查。

其实，大部分的脊柱侧弯的孩子并不需要手术治疗。

脊柱侧弯如能早期发现，早期给予定期观察，形体训练及部分简易支具控制 2~3 年,95% 以上的孩子可获得病情逆转，保留正常人一样的脊柱功能，并终生无需再治疗。

故建议广大学生家长在孩子青春期时，每年可至专门的体检机构进行脊柱定期体检。

每天**10分钟**，自己观察孩子的脊柱

如果孩子的脊柱侧弯小于10度,家长们可以每天在家抽出10分钟,观察孩子的脊柱情况,以预防其发展。

运动时间
早晨起床,上学前的10分钟。

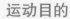

运动目的
在检查的同时,也为上学做好热身准备,唤醒沉睡一夜的肌肉,对孩子脊柱健康也有好处。

所需物品
一面全身镜 | 能直观地确认脊柱状态的好工具,用一面墙壁也可以。

两条胶带 | 用胶带在镜子或墙壁上,贴出十字作为检查基线,以对照脊柱是否弯曲、身体两侧是否失衡。

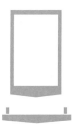

检查姿势

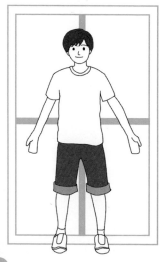 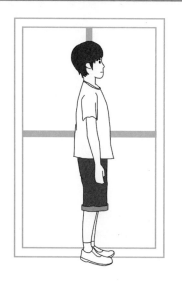

专家说

即使没有脊柱侧弯，检查姿势也能帮助家长和孩子了解自己身体状态。能暖身，也能自我检查。通过检查，可以改正不良的姿势和习惯，预防与脊柱相关的疾病。

准备好了吗

（1）在镜前站立，要抬头挺胸，不要低头。

（2）深呼吸，3次。

家长看什么

横线检查脊柱朝哪个方向弯曲，弯曲程度有多少，竖线检查身体重心是否倾斜，能确认身体左右平衡是否良好。

（1）正面检查。孩子背部完全贴在全身镜或墙壁上，家长看有没有左右倾斜。

（2）侧面检查。侧身站好，家长看是否有驼背或后倾。同时检查颈部是否呈"C"形。

向上伸展姿势

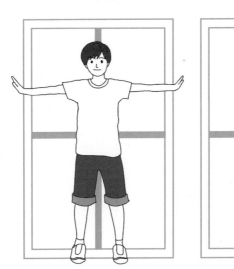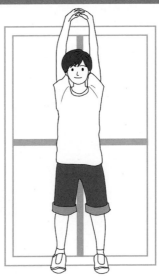

专家说

　　起床后的舒展，能缓解睡觉时被压住的肌肉。尽情伸展，也能缓解刚睡醒的困倦，变得精力充沛。

准备好了吗

　　(1)背靠镜子站好。

　　(2)站立时吸气，双臂完全伸直后呼气，再次深呼吸，回到原位。

　　(3)动作重复3次。

家长看什么

　　(1)站好后，双臂先向两侧伸直。若想效果更好，可伸直手掌，与手臂呈90度。

　　(2)双臂再向上伸直。

　　(3)手臂不能弯曲，保持伸直状态，并踮起脚尖。

　　(4)再次回到立正姿势。

左右伸展姿势

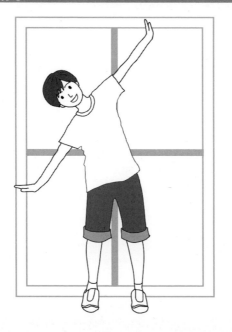

39

专家说

这个动作有助于舒展腰部两侧肌肉，并舒缓紧绷的腹部肌肉。

准备好了吗

（1）背靠镜子站立时吸气，上半身往两侧倾斜时呼气。再次深呼吸并回到原位。

（2）动作重复3次。

（3）左右倾斜时，肚脐以下的部位不要跟着动。

家长看什么

（1）双臂向两侧伸直。

（2）背部稍用力，上半身向右倾斜。

（3）吐气，回到原位。

（4）背部稍用力，上半身向左倾斜。

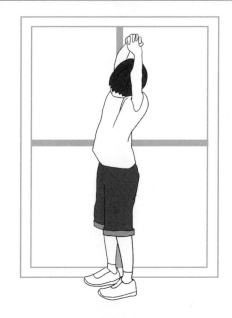

专家说

　　能舒展背部和骨盆处的肌肉，只要固定住腰部，这个动作会让背部很舒服，还会用到腿部肌肉的力量。但做动作时，腰不要后仰，也不要晃动、移动身体，否则效果打折扣。

准备好了吗

　　（1）侧面靠镜子站立，下半身要保持固定不动。

　　（2）站立时吸气，推压骨盆时呼气，再次深呼吸回到原位。

　　（3）动作重复3次。

家长看什么

　　（1）十指交叉，双手紧握，双臂向上伸直。

　　（2）背部稍用力，身体向左倾斜。有把骨盆往墙上推的感觉。

　　（3）深呼吸回到原位。

　　（4）反方向重复此动作。背部稍用力，身体向右侧倾斜。

给背部来点压力

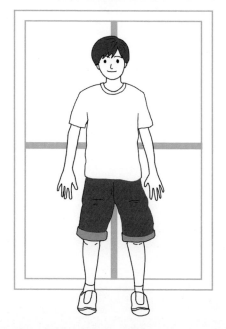

专家说

　　这个动作会用到背部肌肉和脊柱的力量,锻炼筋骨。这是运动背部肌肉的动作,臀部不要发力。

准备好了吗

　　(1)背靠镜子站好。背部到臀部,全部紧靠在墙上。

　　(2)下蹲时吸气,背部推挤墙壁时呼气,再深呼吸回到原位。

　　(3)动作重复3次。

家长看什么

　　(1)确认脊柱靠在墙壁上。

　　(2)膝盖慢慢弯曲,稍弯曲即可,角度为120度左右。

　　(3)稳住重心,背部大力推挤墙壁。推墙壁时要深呼吸。

矫正脊柱侧弯，**切忌揠苗助长**

姿势的正确与否会关系到自己的腰部、背部的健康，因此有很多人在出现脊柱、盆骨歪曲的时候，担心更严重的后果，进而有意识地进行自我纠正，结果由于缺乏正确的指导，反而导致了病情的加剧。

虽说有这样的矫正意识能够让人保持优雅的姿势，同时也能够减轻腰部的负担，但如果太过于在意，也会有很多的反效果，造成心理负担。因此，在调整自己的姿势的时候也要注意不要在意过头了。

过度刻意纠正姿势，反易损害健康

有很多人正是由于有矫正姿势的意识，平时太过于在意反而导致身体平衡变差，精神上也陷入不安定的状况中，始终保持紧张感，过于焦虑，影响了自身的身体健康。

最直接的影响就是，原本身体的酸痛是由于肌肉紧绷导致血液循环不畅，从而引起缺氧性肌肉酸痛，这样的酸痛是一过性的。

但是，如果太过在意并刻意去矫正，但矫正的方式既不专业又不得要领的话，就会由普通的肌肉酸痛，变成一种能够持续感到疼痛的慢性病。

太过在意自己的姿势矫正,会造成下面这些反效果

（1）肩酸、腰痛的短暂症状,逐步演化为慢性病。

（2）为了不让骨盆歪曲,时时刻刻挂念着,加重了心理的压力。

（3）只要出现肩酸或腰痛的不适感,马上就会想到"是脊柱侧弯的原因",从而失去对自身健康的信心。

（4）当变换姿势时,比如一个不利于脊柱健康的姿势,由于太过在意导致心理上存在畏惧心和不安感。

（5）由于姿势错误进而导致不断自我责备。

（6）由于心理上负担过重,导致原本症状有所减轻也无法察觉,认为自己的脊柱侧弯还未治好,过分的矫正反而导致症状再次加重。

医生提醒

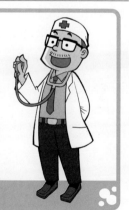

对有脊柱侧弯的孩子来说,循序渐进的矫正即可,切忌揠苗助长,不要试图在短时间内矫正到正常水平,否则有带来肌肉、韧带拉伤的风险。

这些方法，能帮助**缓解疼痛**

脊柱侧弯会引起脊柱肌肉的酸痛，脊柱向一侧弯曲，另一侧的肌肉会一直处于紧张状态，会引起肌肉疲劳酸痛。另外，学生还有个特点，要长期伏案学习，这也会引起肌肉疲劳。脊柱侧弯还引起关节退变，而关节退变也会引起疼痛。

这些疼痛通常会一直存在，困扰患者的生活。遗憾的是，目前尚无有效的方法，可治愈侧弯引起的慢性疼痛，但有几种方法可用来缓解疼痛。

（1）体操锻炼。提高身体的力量和柔韧性，加强腰背肌肉的支持力量，结合非麻醉类药物的治疗，可以使疼痛发生的次数、程度和持续时间得以改善。需要注意的是，麻醉性药物不能用于治疗慢性疼痛，因为可能导致药物依赖。

（2）物理治疗。可以让理疗师运用热、冰、电刺激、牵引及其他治疗方法来帮忙缓解疼痛。有时试试脊椎指压按摩疗法，也可缓解急性背痛。

（3）改变生活方式。改变生活方式有助于缓解疼痛，如减少体力劳动，必要时可改换工作。因长期保持同一姿势，比如久坐久站，会诱发疼痛、加重疼痛。

上述这些方法，可能有助于缓解急性的疼痛，但对长期的慢性的疼痛，只能在很小的程度上有所改善。

家长**别信**这些**治疗误区**

心存侥幸

有些患者家长认为孩子长大了就会好的,还有一些患者家长认为轻度的弯曲不妨事,可以进行观察,严重到了一定程度再去治疗,从而延误了治疗的最佳时期,造成一生的痛苦。

脊柱侧弯患者大都集中在 10~15 岁这个年龄段,平时穿着衣服不易发觉,发展起来非常快,有些学生一年时间弯曲会增加 6~10 度。此外,治疗脊柱侧弯的最佳时机是骨骼成熟前,治疗越早,效果越好。

认为不用治,成年后侧弯就不会发展了

成年后,脊柱侧弯不是不会进展,而是速度较慢。若等成人后再治疗,肌肉骨骼柔韧性较差,会给治疗增加难度,青少年时发展迅速,但也是治疗的最佳时期。

认识上的误区

有些医生不了解脊柱侧弯的治疗方法,总是说成年后再做手术,结果耽误时机、耽误患者。

另外,脊柱侧弯手术难度高、风险大,许多医院更倾向于采用保守疗法,所以脊柱侧弯要到专科医院找专科医生就诊。

不能正确理解治疗

有很多家长担心,孩子正是学习的紧张阶段,治疗脊柱侧弯会不会影响学习?

其实,早期发现的脊柱侧弯患者,脊柱侧弯度数较小,可以通过有针对性的形体动作矫正,这些动作很简单,而且都会融入孩子每天的行、坐、卧等日常生活姿势当中,并不会额外占用时间,也不会影响学习。

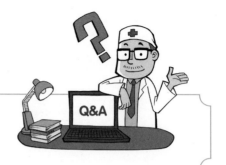

经典答疑

◆ 如何选择可信的治疗机构？

答：判断治疗脊柱侧弯效果是否可靠，要看患者停止发育后，其脊柱侧弯控制得是否良好。

在未满18岁前，孩子仍处在生长发育期，脊柱侧弯状况随时都可能发生变化，这时对比前后治疗效果并无太大意义。可能最开始3个月效果明显，可是过一段时间，脊柱侧弯角度又恢复，甚至加重了。

那如何判断一个机构是否专业呢？

要看患者治疗一段时间，发育稳定后，脊柱侧弯的状况如何。比如支具治疗的患者，脱下支具，2~3年后，脊柱侧弯没有加重，说明治疗是有效的。

如果侧弯角度仍有继续进展，则意味着治疗没有效果。

如果脊柱侧弯治疗机构可以出具这样的数据，说明是正规可信的。

◆观察期内，多久检查一次？

答：这取决于患者的年龄与侧弯的角度。

例如 12 岁女性，脊柱侧弯角度为 20 度，还未经历月经初潮，处于生长的高峰期内，就应该每隔 3 个月就诊。而 15 岁患者，脊柱侧弯同样为 20 度，但在 1 年前经历月经初潮，则在半年内需要就诊。25 岁患者，脊柱侧弯角度为 25 度的，除非出现其他情况，一般无须随访复诊。因对成人而言，脊柱侧弯角度在 30 度以上，才有确切的进展危险性。

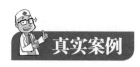

因**偶然的车祸**,发现脊柱侧弯

"我不想孩子以后驼背,我希望她能够像其他孩子一样,有一个正常的外观,能够挺直胸膛做人。"小婷妈妈激动地说。

2015年6月,10岁的小婷不幸发生了车祸,在拍X光片检查的时候,当地医生意外地发现小婷有脊柱侧弯,度数竟然达到了62度。知道情况后,小婷妈妈非常重视小婷的病情,带小婷来治疗。

医生评估了小婷的病情后,建议进行手术治疗。同年8月,小婷接受了脊柱侧弯矫正手术,手术非常顺利,术后7天就已经可以自己下地走路了。

正是由于小婷妈妈这种积极治疗的心态,让小婷在适当的时间获得了治疗,大大避免了病情恶化。除此以外,小婷妈妈发现,术后孩子还"长高"了好几厘米。

小婷妈妈兴奋地把这喜讯告诉了查房的医生,医生告诉小婷妈妈,由于小婷治疗及时,以后还会有机会继续长高,小婷妈妈非常高兴。

我们都知道"早发现,早治疗"这个道理,但是很少有患者能够对"早发现"的病情重视起来。在临床中经常发现,很多轻度脊柱侧弯患者对侧弯情况没有足够的重视,任由其发展,最终病情越来越严重,最后不得不进行手术治疗。

一旦脊柱发生侧弯,在早期得不到有效的治疗,畸形程度就会不断发展,引起外观畸形加重。久站久坐后容易出现腰背酸痛,进一步发展可出现呼吸困难、进食困难,部分患者还可出现下肢麻木、肌肉萎缩,重者可能出现截瘫。

医生提醒

在发现孩子有脊柱侧弯情况的时候,应该谨遵医生的治疗方式并进行积极的锻炼,并定期到医院复诊观察病情进展,以免错过了最佳的治疗时间,耽误了孩子的病情。

PART 2 ▶
医学形体矫正

做瑜伽、练体操，
跟**形体训练**是两回事

　　形体矫正治疗，是保守治疗的方法之一，一般适用于脊柱侧弯较轻（10~20度）或不能配合支具治疗的患者。形体康复训练要根据脊柱侧弯类型，指导患者在简单设备辅助下，通过有针对性的形体动作矫正和脊柱周围肌肉力量锻炼，从而控制和矫正侧弯。

　　利用无创超声可视技术准确指导动作矫形和肌肉力量评估，实时跟踪治疗效果，减少拍摄X光片的次数。

　　医学形体训练需依靠专业医生的指导。自己在家练瑜伽、做体操，这种方式不但可能无效，还可能延误脊柱侧弯的治疗，错过最佳纠正时期。

　　也有家长想知道，是否需要为脊柱侧弯的孩子设计特别的姿势。比如孩子的脊柱向左侧弯曲，是否让他平时常向左或向右歪身子以减缓病情，或利于矫正？

实际上，这些姿势基本不会改变脊柱侧弯的程度，无须刻意而为之。但无论如何，让孩子在生活、学习中端正姿势，都是应该的。

脊柱侧弯患者究竟采用哪种方法最合适，判断是相当复杂的，即使是专业医生，也要结合每个患者的具体情况慎重考虑，权衡多种因素，不宜一概而论。总体来说，大部分患者都可以采用随访观察或佩戴支具的方法，而免于风险较大的手术治疗。

并且，在专业医生指导下进行形体矫正，可以定期检测脊柱恢复情况，并且根据当时脊柱周围肌肉力量情况，及时调整动作。

推拿、针刀、矫正带，
能治好脊柱侧弯吗

脊柱侧弯并不是疑难杂症。医学界对脊柱侧弯已经形成了统一的治疗原则。家长要做的是，必须带孩子到正规的医院接受治疗。

市场上，各种"脊柱侧弯矫正带""四维整脊治疗仪"，卖得红红火火；一些机构推出的推拿正骨术、针刀术，号称几分钟就能治好脊柱侧弯。这些都不能信。

一是治疗方法没有针对性，反而会加重侧弯。脊柱侧弯有不同类型，最简单的，也分胸弯、腰弯、下弯、旋转弯等。每个小孩的侧弯都不一样，需要个性化治疗。没有一套矫正操、支具适合所有孩子。所谓的矫正器、治疗仪，不管是谁都只给一套治疗方法，这是不对的。

二是脊柱侧弯的治疗是"持久战"。这就好比一棵树弯了，用最大的力可以在几秒钟内把它拉直了。但一放开没多久又回去了。孩子的脊柱时时刻刻在生长。脊柱侧弯的矫正，不是一个短暂的行为。脊柱侧弯矫正的训练，都是融合在孩子每一天的吃喝住行中才有效果。凡是不可以持续治疗的方法，都是不可取的。

另外，还有些人仅仅依靠理疗、体操、电刺激、悬吊和背带等方法，治疗脊柱侧弯。事实上，至今国内外尚没有明确的证据表明，单独应用这些方法是有效的。盲目相信这些未经证实的手段，而不是采用科学、正规的方法，只会错失早期治疗的最佳时机，进而导致严重的后果。

为什么自己练，就不行？

医学形体矫正		自己运动
有针对性的动作设计加强肌肉力量，矫正骨骼生长方向。	目的	多靠强行"掰直"，想纠正，但是可能越纠越歪，还会受伤。
医学形体矫正，有专业器械、专业动作。	动作	瑜伽、体操、推拿、针灸、吊环……

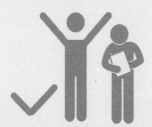 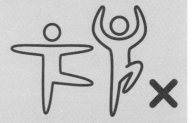

医学形体矫正		自己运动
不是一套动作做到底，要有变化。	操作	毫无章法，想起哪个动作做哪个。听信传言，别人传哪个好使做哪个。
有专业的检测技术，要定期观察脊柱侧弯恢复状况，以调整动作和治疗方案。	监测	无，动作随性做。
患者+医生+"动作教练"，由专业人员监督、矫正动作，以达最佳矫正效果。	团队	患者+爸妈+亲戚，乱支招、乱指导。

医学形体矫正，怎么做？

形体矫正训练过程需要充分利用生活中一切条件及时间，将矫形动作融合入平时的走、站、坐及卧中，从而获得一个长期维持的矫形力，进而获得更好的治疗效果。

有些家长"偷学"到形体矫正的动作，或在网络上查到声称可以矫正脊柱侧弯的形体训练，便在家自己"照猫画虎"锻炼孩子，这样的做法其实是害了孩子。

形体矫正是一种三维的矫正训练，不仅仅是让歪的脊柱变直，还要把旋转的脊椎给摆正了，而且，这些弯曲和旋转，可能不止一处，都需要医生根据患者的侧弯类型、部位以及旋转的维度、侧弯的数量等情况，进行个体化的培训。

并且，随着孩子矫正进展，此过程中出现外观的明显变化，都需要及时告知医生，以便调整下一步的治疗方案。

形体矫正治疗一般需持续到孩子骨骼发育成熟，矫正期间，需要定期复诊，具体矫正到何时，还要以医生的建议为准。

这些过程，每一步都需要有专业人士的观察和监测，出现变化，都是"自学者"、家长自己及非专业人士不能控制和正确处理的。

所以，没有经过专业培训的人，不要随意进行模仿，以免起反作用，使孩子的侧弯变得更严重。

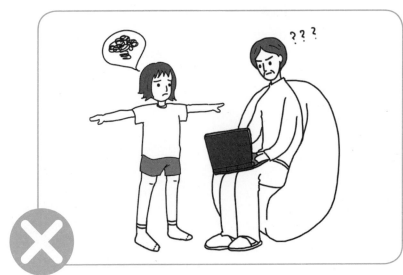

家长一边对着电脑，一边教孩子做动作。

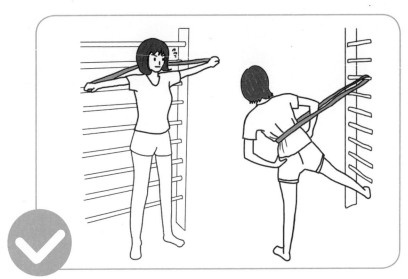

在指定教室，两个孩子做不同动作，
在专业人员指导下，进行专业形体训练。

矫正前，
家长、孩子要做好**心理准备**

形体矫正的过程，比较漫长，短时间内不能立竿见影。需要家长和孩子有充足的耐心和信心，同时，也要正确认识形体矫正的作用，不能急于求成。

脊柱侧弯矫正，不是越直越好

治疗脊柱侧弯，目的是恢复脊柱平衡，不要让畸形继续发展，然后才是矫正畸形，让脊柱尽量恢复到一条直线。

但是，矫正到零度的概率不是很高，如果家长们意识不到这一点，一味要求提高矫正率，强行将孩子的脊柱"掰直"，这对孩子的损伤是很大的，会大大提高神经损伤等并发症，只怕会后悔莫及。

医生会根据孩子自身的情况、条件，来制订形体矫正的动作和方案，绝大多数患者和家属，都希望治疗到零度，这种心情是可以理解的，但必须正视认清患这种病的特殊性。

但是，坚持形体矫正和支具治疗，会对现有的脊柱侧弯情况有很明显的改善。

坚持、坚持、再坚持，才是关键

脊柱侧弯早发现、早治疗固然重要，但更关键的，是坚持。

形体矫正过程长，也枯燥，如果长时间没有效果，孩子和家长都会失去信心,而且,对于同时需要戴支具的孩子来说,长时间戴支具,也会有不适,这些因素,都会让孩子萌生放弃的念头。可是,此时放弃,就意味着前功尽弃,所以,家长要时常鼓励孩子,坚持一下,再坚持一下,腰杆就能挺起来了!

这里有个真实的例子。一名青春期的患者,一年前就查出患脊柱侧弯,可是家长和他本人都没重视,一年来没有坚持佩戴支具和做形体操,也没有到医院复诊,结果因为孩子的身体正处于发育高峰期,仅仅一年,就从20多度上升到了50多度,而根据他的情况,此时再进行形体矫正和支具治疗已经晚了,需要用手术手段去矫正脊柱侧弯,这让他的家长后悔不已。

让孩子坚持做形体矫正的小技巧

1. 动作简单

没有高难度动作,容易做。如遇困难,还可再简化动作。

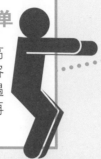

2. 量身定制

练习的动作是最适合自己的,更容易有好效果。

3. 化整为零

原本需要1个半小时的动作,可分成三块,早、中、晚分别完成。

4. 不限场地

有些矫正姿势,融合在坐、站、走中,不用刻意腾出时间,就能练。

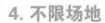

5. 定期聚会

跟病友小伙伴们一起上小班训练课,相互鼓励、交流,有动力、有信心。

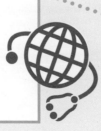

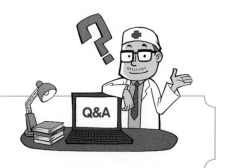

经典答疑

◆ 体操锻炼，就没有一点作用吗？

　　答：体操锻炼对患者来说是有益的。但对脊柱侧弯的发展没有根本性的影响，既不会加速也不会减慢脊柱侧弯的发展。一般来说应鼓励患者进行体操锻炼，以使其增加体能及心肺功能。体操锻炼有助于缓解脊柱侧弯患者的慢性疼痛。

◆ 脊柱侧弯 40 度，保守治疗还是手术？

　　答：国际上，关于脊柱侧弯的治疗原则（少儿、成年人都适用），角度 20~40 度，建议支具治疗或支具结合形体矫形操加康复治疗；角度大于 40 度，建议手术加康复治疗。

　　而临床上，对于特发性脊柱侧弯，侧弯度数超过 45 度，而且处于青春期，骨骼发育尚未成熟，多数病例还是需要手术。不过医生还要结合侧弯的病因、侧弯的部位、脊柱侧位片情况、有无旋转畸形、脊柱平衡状态、脊柱侧弯的进展情况、骨骼发育成熟度等因素综合考虑，不能单凭一个 Cobb 角就决定治疗方案。

如果骨骼发育接近成熟，脊柱平衡尚好，暂时不手术，通过形体训练加康复锻炼，密切观察也是可以的，但要每年复查 X 光片。如果侧弯不进展，可以继续治疗观察。如果侧弯仍有明显进展，则需要手术干预。

同样，如果侧弯 40 度，但脊柱明显失平衡，旋转畸形明显或者有后凸畸形，则建议手术。

总体来说，脊柱侧弯是否手术治疗在临床上还是比较慎重，原则是尽量不手术，但如果需要手术，也不要过度的害怕手术风险。

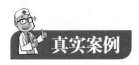
摆平"**高低肩**"，她只用了 3 个月

10 岁女孩小温高低肩，到医院被查出脊柱侧弯 21 度。在进行了一段时间的形体训练后，小女孩的脊柱侧弯度数减少到了 8 度，恢复到了正常的水平。

从发现患有脊柱侧弯，到形体训练康复到正常的水平，她真的只用了 3 个月。

明智母亲让侧弯孩子免遭"难"

说起从发现女儿可能患有脊柱侧弯到求医治疗的过程，小温的妈妈禁不住红了眼眶，声音也有些颤抖。

由于之前从电视、报纸、网络等各个渠道，都看到过脊柱侧弯的科普知识，当发现女儿的肩膀一边高一边低时，小温妈妈没有一丝犹豫，马上就带着女儿去了医院做了检查。

不幸的是，诊断结果显示，女儿真的患上了脊柱侧弯，而且度数高达 21 度，小温妈妈深知脊柱侧弯的"厉害之处"，如果得不到及时的治疗，脊柱侧弯将来会在方方面面影响、危害女儿的健康和正常生活。

当她找到医生时，医生也庆幸，她做了正确的决定，能及时带小温来检查。医生建议小温进行形体康复训练。

不影响学习，用碎片时间就能练

形体训练专家给小温制订了 7 个训练动作的康复训练方案，这些动作全部练完，总共要花 1 个半小时的时间。

"一开始我们都感觉动作怎么那么多。"小温妈妈说，因为孩子白天都要上学，晚上回到家也有繁重的功课要做，每天都要挤出那么多时间来锻炼，怕会影响孩子正常的学习和休息。

经沟通后，专家又根据小温的实际情况，反复研究和协商，终于得出了一个完美的训练方案——将训练分三段来进行。

一个半小时的时间，被分成了中午、下午和睡觉前三部分。坚持了 3 个月后，再次拍片的结果让大家都舒了一口气。小温原本高达 21 度的脊柱侧弯，减少到了 8 度，已经达到了正常的水平。

在专业的指导下，再加上家长的监督和孩子的坚持，形体训练也可以达到理想的效果。

PART 3 ▶
支具矫正，戴够时间

天天戴着支具，得了解一下

什么人戴

侧弯度数20~40度，骨骼生长期还有18个月以上者。

有什么用

阻止脊柱侧弯继续发展，适度矫正。

长什么样

矫形支具由聚乙烯塑料制成。要量身定制，角度若有变，也得重新调整。

要怎么戴

处于发育高峰期的孩子，白天、晚上都要戴，每天戴18~22小时。

戴到何时

戴到骨骼成熟，脊柱侧弯矫正或骨骼成熟。

要不要换

定期复查，有可能3个月或者半年更换1次支具。

支具治疗简要流程

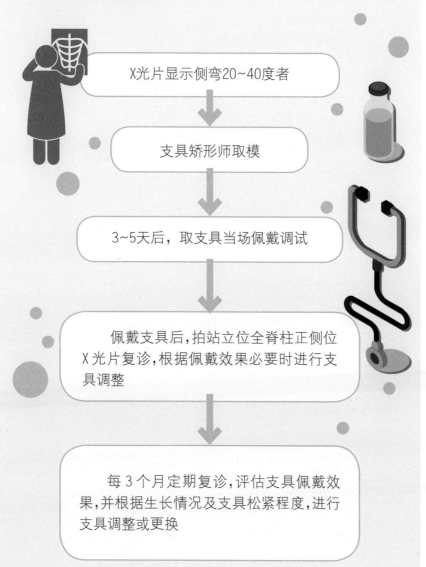

X光片显示侧弯20~40度者

⬇

支具矫形师取模

⬇

3~5天后，取支具当场佩戴调试

⬇

佩戴支具后,拍站立位全脊柱正侧位X光片复诊,根据佩戴效果必要时进行支具调整

⬇

每3个月定期复诊,评估支具佩戴效果,并根据生长情况及支具松紧程度,进行支具调整或更换

支具有很多类型

按侧弯位置 颈胸腰、胸腰、腰骶支具 ·······················

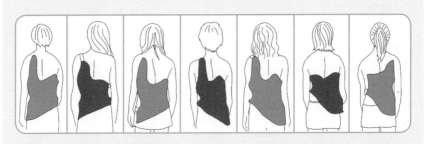

这是目前最严谨的德国施罗斯分型，分出了七种不同的侧弯曲线。
不同的曲线可使用不同的支具进行矫正。

按材质 硬质、软质 ·······················

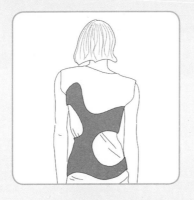

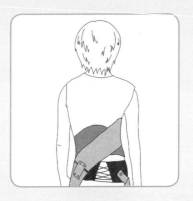

硬质适合度数大的，
肌肉、骨骼比较僵硬的

软质适合度数小的，
柔软性比较好的

如何选择支具?

◆侧弯的形状、主弯的位置和年龄,决定患者使用支具的类型。

◆如前文所说,根据侧弯在脊柱上发生的部位不同可以分为:上胸弯、胸弯和腰弯,有时侧弯会在这些区域同时发生。

◆腋下固定的支具不适合上胸弯,因为这部分的脊柱被周围的其他骨性结构所包围。

◆胸腰骶支具是医生最常推荐的全日型支具,它通常用于胸弯、腰弯。

◆对于单纯腰弯来说,有时会建议只使用夜间支具。

X光片和体检有助于评估决定哪种支具更有助于病情。有经验的脊柱侧弯专家们对支具(包括一些特殊设计的支具)使用方法的建议不尽相同。

患儿戴支具，家长也要做好准备

支具治疗

支具治疗是指通过各种材料做成的矫形器在脊柱侧弯的凸侧施加一个反向的挤压力，从而起到部分矫正脊柱侧弯并控制脊柱侧弯的进展。

支具治疗一般用于脊柱侧弯角度 20~40 度并且生长潜能仍很大的患者。大部分角度较小的患者在采用支具治疗将有可能限制脊柱侧弯的发展，从而避免手术。

一定要坚持

佩戴矫形支具时，必须坚持长期、持续佩戴。每天要佩戴 18~22 小时。

让患儿接受

当确定需佩戴矫形支具时，家长和患儿都感到压力很大，既怕同学和老师知道后会受到排斥，又怕佩戴后活动受限制，恐怕连上厕所都不方便。

家长要给患儿讲解佩戴矫形支具的重要性，并与老师沟通，告知患儿的特殊情况，消除患儿的顾虑，这样，患儿就愿意自觉佩戴矫形支具。

掌握佩戴方法

佩戴矫形支具治疗的开始阶段，患儿在家长帮助下正确佩戴。佩戴时要求患儿穿较紧身些的棉质内衣，内衣的侧方应没有接缝，同时要比矫形支具长。

将矫形支具稍拉开,不要拉开太大,患儿侧身进入,尽量将内衣拉平,特别是在压垫部位不发生褶皱。

为减少对皮肤的压迫,脊柱侧弯角度大于 40 度的患儿,在佩戴时先平躺、再侧身,使脊柱伸展。外衣可穿得宽松一些;进食少量多餐,以防过饱,感到不适。

刚开始佩戴时,应从松到紧,让患儿有 1 个月左右的适应期。

家长能不能自己在家里调节支具的松紧程度

通常来说,支具的调节,早期要到医院找专业的体疗师,家长需要学习如何调整支具。等到逐步熟悉后,家长也可以在家调节。

要有个适应期

佩戴矫形支具的适应性练习过程是非常重要的,不仅直接影响患者对矫形支具的接受程度,而且便于医务人员、家长监控检查矫正效果和患者的生理状况,有助于矫形支具制作师修改、调整。

刚佩戴支具时,可先调节松一些,等患儿慢慢适应后,再逐渐加紧,直至调节至治疗所需的支具刻度。

1. 适应后,每天佩戴 18~22 小时

夏天照常佩戴,视患儿情况确定停用时间。患儿身高停止增长、侧弯稳定可停用。

停用前,先在晚上取下数小时,然后过渡到白天取下,在减少佩戴期间定时拍摄 X 光片,以方便检测对比;如果患儿正处于生长发育期,矫形支具也应经常调整和修改,以防出现胸廓畸形。

2. 每天要运动

每天适当的体育活动有助于改善患者的腰背肌力量,增加肺活量,防止长时间佩戴支具可能引起胸廓发育不良。

每天需佩戴支具 18~22 小时,并建议至少有 1~2 小时的体育运动(如游泳、慢跑、倒走、拉单杠,燕背飞等)或形体训练。运动能促进侧弯凹侧的肌肉被动拉伸,使凸侧的肌肉收缩有力。

3. 皮肤护理也重要

每天洗浴,浴后皮肤干燥 15 分钟后,再佩戴矫形支具。若皮肤发红,用 75% 乙醇涂擦,或用温水清洁后擦爽身粉,切勿使用油膏或创可贴。视情况严重程度,可停戴数小时至数周,待痊愈后,继续佩戴矫形支具。

支具得 "私人订制"

　　如果能早期发现，早期通过形体训练、支具控制 2~3 年，95% 患者的病情是可以逆转的，不用手术，恢复正常脊柱功能。

　　支具是脊柱侧弯安全、有效的治疗方式。它主要利用三点力学原理，把弯曲的脊柱 "推" 回去。由于每个患者侧弯的情况不尽相同，所需矫正的力点、力度等也随之不同。故矫正所用的支具，要专业医生根据患者的侧弯类型、部位以及侧弯角度大小等，进行专门订制。

　　治疗脊柱侧弯的支具，制作前需要进行系统的影像学检查。等到支具做出来后，要进行试穿，根据需要做局部调整，使得订制的支具更能适应患者，发挥最大作用。

　　并且，在治疗过程中，随着侧弯角度和身高的改变，支具也需要重新制作。

　　要知道，支具不经过试穿，就无法知道它到底合不合适，能不能有效发挥作用，患者能不能适应，因此，这样的支具是无法长期佩戴的。

　　戴支具会不舒服，要给患者一定的适应期，3~4 周就可适应矫正强度。

穿 "背背佳" 没有用

　　"背背佳" 并不是脊柱侧弯的支具。

　　"背背佳" 对于身体是一种软性控制，用于调控肩背部肌肉的姿势，主要是帮助孩子调整姿势；而脊柱侧弯的支具对身体是一种硬性的控制。因此，不能用 "背背佳" 替代支具，它并不能矫正脊柱侧弯。

还有些不规范的小诊所,也有矫形支具,可那些支具制作得不规范,患者戴了不仅难受,还完全没有效果。

不是年龄越小,效果越好

对于最常见的青少年特发性脊柱侧弯,当脊柱侧弯角度为 20~40 度时,需要考虑进行支具治疗。当然,月经开始的前后两年这个时间段,是一个比较好的支具治疗时机。要知道,年龄太小的孩子,如果弯曲度数比较小,不主张进行支具治疗。因为年龄越小,孩子心肺功能越差,而支具治疗时对胸廓限制比较大,进而会对心肺功能造成影响。因此,并不是年龄越小做支具治疗越好。

年龄并不是戴支具是否有效的评判标准,是否需要支具治疗,医生要根据患者骨骼发育成熟的情况和月经史等作为依据。

戴支具，别再继续歪

很多人都认为支具可以完全矫正畸形，实际上这是错误的想法。

支具治疗并不能完全矫正畸形，这种治疗的目的并不是为了矫正，而是为了控制疾病继续进展。

当然，支具治疗过程中，孩子要承受很多痛苦。因为支具治疗的原理就是，挤压两侧骨盆和胸廓，来让脊柱长得更直。在此过程中，用力的地方如骨盆、胸廓处会产生严重的压痛、压红，甚至出现皮肤硬结，局部出现破溃。因此，使用支具治疗，孩子和家长都要做好一定的思想准备。但随着身体逐渐适应，不适也会随之减轻。

至于支具佩戴的时间，取决于开始佩戴支具时的年龄和支具的效果。根据脊柱侧弯进展情况和发育状态而随时调整，一般支具应用时间应该持续到达到矫正目标效果时为止。

在佩戴支具期间，要定期复查，医生要根据矫正情况来调整支具，如果矫正效果较好，可以考虑提前脱掉支具。

由于儿童青少年的脊柱柔软，因此戴上支具后脊柱看起来会变得笔直，但支具却不能提供任何持久的矫形。一般来说，患者骨骼成熟并停止支具治疗后，侧弯的角度也有可能会加重，又变回佩戴支具前的情况。

只戴支具不行，得配合形体矫正

建议在支具治疗同时进行矫正锻炼，以期能防治长期佩戴支具引起的躯干肌肉萎缩、脊柱僵硬，并通过训练加强躯干肌的力量以对抗侧弯。

针对性的形体矫正同时可以松解脊柱侧弯，有选择地增强脊柱维持姿势的肌肉，通过加强凸侧的骶棘肌、腹肌、腰大肌、腰方肌牵引，使凹侧挛缩的肌肉、韧带和其他软组织松弛，以达到躯体两侧肌力的平衡。

每次复查**都要戴支具**

治疗期间，一般需要每 3 个月回医院复查，以便医生观察支具治疗效果，并根据松紧程度及生长情况，调整或更换矫形支具。

复查包括医生查体，和支具佩戴下的站立位全脊柱正侧位 X 光片。

有些家长发现，患儿戴支具一段时间，胸弯却加重了，这可能是小孩身体长高了，支具不合身，可能需要进行调整。这也是要定期复查的意义。

需要注意的是，如医生无特殊交代，每次复诊均需佩戴支具拍摄；拍片前，至少需戴够半小时以上；拍片时支具尽可能拉紧。

佩戴支具需要逐步加力，尽量矫正脊柱侧弯。

在确定矫正效果稳定后，应增加形体训练、体育活动的时间，加大肌力练习的强度。每天脱去矫形支具 2~3 小时，3 个月后拍片检查。采用间隙穿戴的方法。白天不穿，晚上穿戴矫形支具半年到 1 年。但减少佩戴支具期间，要增加形体训练，来替代原有的支具治疗。

保护好**皮肤**

　　在夏天，对于脊柱侧弯的孩子来说，也到了最难忍受的一段时间。不但要忍受酷热，还要尽可能地隐藏支具，不被别人发现。

　　但对于医生来说，最关心的还是皮肤问题，因为天热，出汗较多，皮肤在压力下容易出现压疮，孩子可能会因难受而偷偷脱掉支具，这样可能很长时间的矫形效果一下又反弹回去，生长发育高峰期的患儿还可能加重。所以，在这里提供一些方法，避免出现严重皮肤问题，轻松度过夏天。

小贴士

　　1. 经常观察皮肤的颜色，正常情况下穿戴矫形支具一段时间后，脱去矫形支具，压力点的皮肤应是樱桃红色，且在30分钟内自然恢复。如果30分钟后皮肤仍然发红，则应该及时调整矫形支具。

　　2. 热天最好在矫形支具里面或者身体上抹一些粉状的护肤品（如痱子粉），对粉敏感的皮肤可擦拭酒精。不要使用油性的护肤品，以免对皮肤造成伤害。

　　3. 当皮肤出现破溃（剧痛、过分发红、发青、发紫），先不要穿戴矫形支具，在医生指导下，等皮肤好转后再穿戴；或者咨询医师。

　　4. 穿戴矫形支具一段时间后，骨盆部位及压力部位的皮肤会出现色素沉着，这属于正常现象，当治疗结束后会自行恢复。

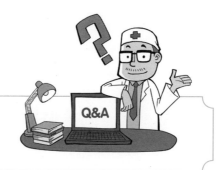

经典答疑

◆支具治疗期间，需间隔多长时间复诊？

答：如果支具治疗有效，可每 4~6 月随访 1 次，直到治疗终止。

停止支具治疗后，1~2 年拍片复查，看是否有反弹。如果 1 年后结果满意的话，以后可定期随访，根据情况可每 2 年、5 年定期随访。有特殊情况出现及妊娠时须立即就诊，拍片检查侧弯的情况，并在妊娠结束后也要拍片检查。

◆游泳对治疗脊柱侧弯有帮助吗？

答：游泳可以使脊柱处于放松状态，平衡两侧的肌肉组织，同时可以改善患者的心肺功能。对于一些处于发育高峰的青少年，都适合进行体操锻炼、纠正姿势、游泳与扩胸挺背的活动，发育尚未成熟的学生也是较好的纠正方法，可以矫正柔韧性侧弯或可以使之停止发展。

观察期半年到 1 年，确诊为脊柱侧弯，或确诊后角度增加较快，说明病情在继续发展，这时应采取形体矫正。

◆什么情况下连支具都不用戴？

答：如果脊柱侧弯患者处于危险的年龄段，即月经开始的前后2年内，而且随着时间推移，弯曲角度还在不断加大，每年可进展5~10度。此时如果弯曲程度没有达到手术要求，又一味拒绝支具治疗，将会延误病情。

但如果仅仅是一个轻度的脊柱侧弯，弯曲角度在10~20度，疾病没有明显进展。此时即使患者处于危险年龄段，也可以采取形体矫正，不用戴支具。

但若出现支具治疗的两大指征：第一，脊柱侧弯角度超过25度，且患者处于危险年龄段；第二，脊柱侧弯角度持续进展，就需要佩戴矫形支具。

◆成年以后脊柱侧弯会发展吗？

答：成年以后，超过40度的侧弯也是会缓慢发展的，以平均每年1度的速度发展。而且在两个年龄阶段会显著加重：

一是生育后1~2年：脊柱侧弯一般并不影响怀孕和生育，但怀孕和生育会使侧弯加重，因为怀孕期间会出现韧带松弛，另外生育后常抱孩子导致脊柱负荷明显加重，这两个因素都常导致侧弯度数明显进展；

二是60岁以后骨质疏松期，骨质疏松可削弱脊柱的强度，在重力的作用下原有的侧弯会越来越弯。因此，脊柱侧弯患者在这两个阶段要有意识地采取措施，即生育后尽量少抱孩子，50岁以后要积极预防骨质疏松。

◆支具治疗是否会限制活动?

答：穿戴支具期间可从事任何一件想从事的事情，但如果患者想参加一些受支具阻碍的校外活动诸如舞蹈、体操等，建议先询问治疗医师是否可将不佩戴支具的时间延长 1~2 个小时。

一般认为每天适当的体育活动有助于改善患者的腰背肌力量，增加肺活量，减少长时间佩戴支具可能引起的胸廓发育不良，故每天适当抽出 1~2 个小时锻炼应该不会影响到治疗效果。

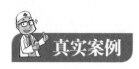

怎样才能让患儿**好好戴支具**？

当患儿被告知需要进行支具治疗时，通常会有以下几种反应：

A：你想让我穿上那个吗？没门儿！我宁可做手术。

B：好吧，我穿，但决不在学校穿。

C：支具是穿在衣服里面吗？哦，也就是我得重新买衣服了。

D：我会天天穿着它。我不想做手术。

你家的患儿是哪种呢？先来看看别人家的患儿。

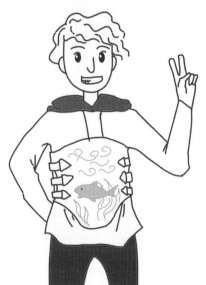

安杰是一位美国奥兰多的纹身师傅，他手臂上布满纹身，给人的印象不好亲近；但事实上，他不但有很好的手艺，还经常做慈善之举。

一位母亲说，她的2岁的儿子因为脊柱侧弯，需要支架，被同学欺负，失去信心。安杰就无偿帮助这个孩子，为支架做了纹身，非常漂亮。

穿戴着酷炫的支具，小男孩觉得自己也变得酷酷的了。

还一位有爱的妈妈,记录了13岁的女儿支具康复时的一些小片段。

8月31日
周日

女儿戴着支具去补课了,回来很不开心,说有个同学总拿她的支具说事,说她坐得好直,但全是支具的功劳。女儿说那个同学是个没见过大世面的女孩,所以想想还是原谅她吧! 不过也有个闺蜜和她打赌,说如果她明天能戴支具去学校就请她吃大餐。

9月1日
周一

孩子戴支具上学了,中午看到她全身都是汗,背心湿透了,赶紧给她脱下来。女儿说,她一上午都是给同学在做解答:有的问这是干什么的? 有的问痛吗? 有的问热吗? ……女儿的心态很好,都一一解答……看着她开心的小脸,我悬着一上午的心也落地了! 加油,美女! 继续锻炼!

9月3日
周三

今天戴支具的时间最长,天凉快了,孩子戴着也舒服了很多。孩子放学心情很好,说她班的一名同学也戴过"背背佳",那孩子说是黑色的。她同桌开玩笑说:"你戴'背背佳'就戴呗,后背咋还放个盘子?"哈哈,多幽默的孩子。锻炼、按摩……充实的一天!

所以,怎么让患儿不受戴支具的困扰? 试试下面的小招数吧。

小 贴 士

给青少年

◆开心地购买一些适合在支具外穿着的新衣服。

◆坚持做在治疗前你喜欢做的所有事。

◆不要为此感到丢脸——这跟你戴的牙套没什么两样, 都是临时的!

◆戴支具不会限制你的体育活动。

◆想点花招, 装点你的支具。

◆给自己的支具起个名字。

◆这虽然有点难, 但你能做到。

给家长

◆让你的孩子保持体育运动和一些他喜欢的活动。

◆让他们放松一下, 例如让他们和好友一起过夜。

◆过个假期或为他们安排个特殊的活动。

◆面对它, 承认这对于你们都是个难关, 表示我们一起面对它。

◆跟其他患儿的家长聊聊。

◆尽力支持你的孩子。

PART 4 ▶
手术不用怕

支具也解决不了，那得**手术**

电视剧《宰相刘罗锅》曾经红极一时，剧中那位心胸坦荡、足智多谋的驼背宰相刘罗锅给人留下了深刻的印象。

但从现代的眼光来看，刘罗锅其实是一个严重的脊柱侧弯患者。如果他活在现代，完全可以通过手术让他挺直腰板，但关键是手术要及时做。

许多脊柱侧弯患者和家属对脊柱侧弯都有认识误区，久拖不治，或者盲目依靠矫形支具治疗，结果错过了最佳治疗时机，让患者留下终身的遗憾。

误区 1　等有钱了再手术

正解：脊柱侧弯不能拖。

能获得治疗且痊愈的患者并不多，原因在于，一台手术往往需要七八万元到三十万元的费用，一般的家庭无法承受。

"当时就是为了省钱，才没去做手术，现在想想真是不应该，差点耽误了孩子。"一位脊柱侧弯康复孩子的妈妈黄女士如是说。

她发现孩子脊柱"不对劲"时是在他上小学四年级时，可当时因为省钱一直没去治。佩戴了几年的矫形支具后，孩子的侧弯程度越来越严重，才不得不做手术。手术时，孩子的脊柱侧弯度数已经达到将近 90 度。

如果长时间不治疗，导致侧弯度数太大，有可能会影响人体器官的正常运作。有时呼吸、进食都可能困难。如果侧弯的部位越靠近头部，手术的风险就越大，容易引发瘫痪。

误区 2　戴矫形支具能治好

正解：保守治疗效果不好，就考虑手术。

很多患者和其家属存在一定的侥幸心理，希望通过矫形支具完全矫正脊柱侧弯。

可事实上，并不是所有的脊柱侧弯都可以通过矫形支具治愈的。佩戴矫形支具治疗的主要是针对侧弯度数在 20~40 度之间的儿童和青少年。部分侧弯度数在 40~60 度的患者，可以通过支具＋强化康复的治疗方式。但若度数较大，保守治疗效果不好的，就要考虑手术治疗。

误区 3 手术会影响长高

正解：两者间无直接关系。

许多家长往往担心实行手术后,会影响孩子的继续生长。这种担心是没有必要的,由于手术首先是对一段脊柱进行松动,然后置铁钉,其上下脊柱仍然在生长。并且,对处在青春期的孩子而言,其身高的增长主要依赖于四肢骨头的生长。

随着手术方式的改良,如今脊柱侧弯手术的创伤和患者的住院时间都已大幅缩短。手术后一般 3 天就可以下地走路,5 天就可以出院了。术后再佩戴半年的矫形支具,脊柱就可以基本恢复正常。但是,脊柱矫正手术还是会带有一些小的并发症。毕竟是那么大的一个手术,术后身体仍然会有一些受限,但基本不影响正常生活。

误区 4 手术风险大，容易损伤神经

正解：技术规范、成熟，无需过分担心。

任何手术对机体都是创伤,因此都存在风险。但对于只能通过手术治疗的疾病来说,手术是用一定的创伤去换取疾病的治疗。

考虑的是利大还是弊大的问题。脊柱侧弯手术涉及脊髓、神经,风险要比一般外科手术大。然而现代脊柱侧弯治疗理念先进、科学,手术技术规范、成熟、可靠,术中又有唤醒实验,诱发电位监测脊髓神经,大大降低了手术风险。

因此,无需过分担心手术风险问题。那些因过分担心手术风险,而延误手术治疗的想法和做法都是不可取的。

一分钟了解"皇冠手术"

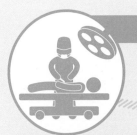

这些情况要做手术

侧弯角度 >40 度，支具治疗无效，侧弯进展速度 >5 度/年和外观畸形明显者。

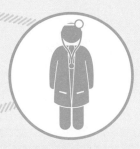

难度大

"皇冠手术"是难度最大、最复杂的外科手术。

手术目的

防止脊柱侧弯继续发展，并尽可能安全地进行矫形。

效果如何

侧弯角度越大，脊柱越僵硬及成人患者侧弯的矫正程度降低；脊柱柔软性好的患者矫正程度可达到 70%~80%。

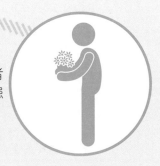

脊柱侧弯术前，有哪些**检查项目**

在做脊柱侧弯手术前，以下检查项目需要了解。

1. 影像检查

（1）X光片。拍摄全脊柱正侧位X光片，以了解脊柱畸形及严重程度。

（2）左右侧屈位片。了解脊柱柔韧度。

（3）胸片。明确是否有心肺疾病。

（4）MRI。排除脊髓畸形、肿瘤及其他病变。

（5）CT。了解椎体发育情况及指导手术置钉。

2. 外观

术前、术后拍照，观察身体畸形情况，为复诊做参照。

3. 抽血

评估脏器功能、潜在感染、营养状况及出血风险，进行血型配备等。

4. 肺功能

了解呼吸功能。

5. 心脏彩超

了解是否有心脏疾病及心功能情况。

6. 心电图

了解心脏情况。

7. 诱发电位

评估脊髓神经功能，为术中及术后神经监测做参考。

8. 身体状况调查表

评估患者术后身体恢复情况。

以上检查项目，一般需要3~4天。

小 贴 士

术前一周要练深呼吸

脊柱侧弯患者，大多都有肺功能减低现象。术前就应开始进行呼吸训练，以增加肺活量，改善肺功能。

1. 吹气球，即让患者用力地将气球吹起，反复做此练习，不定时间，以不疲劳为准。

2. 练习深呼吸。

能不能完全"正常"，看度数

很多家长最关心的就是，脊柱侧弯手术能够达到什么效果，是否能让孩子的脊柱恢复正常，不影响体形和功能？

首先得要明白，脊柱侧弯的手术目的是：防止畸形进展；恢复脊柱平衡；尽可能地矫正畸形；尽量多地保留脊柱的活动节段；防止神经损害。

早期手术可以减少手术创伤及风险，尽量保留脊柱活动功能，进而避免因继续发展而导致身心健康出现问题。

患者和家长最大的期望通常是改善外观，让背部恢复扁平，不再隆起。采用当前的手术技术，医生应该能够做到这一点，大部分患者都会较为满意地出院。但是这一切都要在安全的前提下进行，同时，脊柱外科医生要考虑更深层次的问题，如患者总体平衡、骨盆水平、步态调节、防止神经损害等。一般90度以内的脊柱侧弯，通过手术基本可以矫正;90 度以上的脊柱侧弯,手术后会有一定的残留,即不能完全矫正,仍然会有一定角度的侧弯。

脊柱侧弯一般不能得到 100% 的纠正,因为手术还要考虑患者脊柱和脊髓的耐受性,过分的矫正容易导致内固定物失败,增加手术并发症的发生率,甚至会导致神经损害甚至瘫痪。不同年龄、不同度数以及病因的侧弯矫正度不同,一般的特发性脊柱侧弯,其矫正率通常可达到 60%~80％。

由于侧弯手术要固定融合侧弯的脊柱,因此,侧弯术后脊柱的活动度会受到不同程度的影响,但人脊柱的大部分活动集中在腰段,尤其是下腰段。因此,脊柱外科医生在制订手术方案时会充分考虑这一点,尽量保留 2 个以上的活动节段,所以脊柱总体的活动度还是得到了很大程度的保留。

手术怎么做

需要开胸或开背,用钛合金或不锈钢螺钉和棒等器械,将弯曲的脊柱慢慢拉直固定,然后将移植骨覆盖于脊柱后方,使弯曲的脊柱长在一起,从而达到预防脊柱弯曲加重,改善心肺及消化功能的目的。

要手术，**别担心**

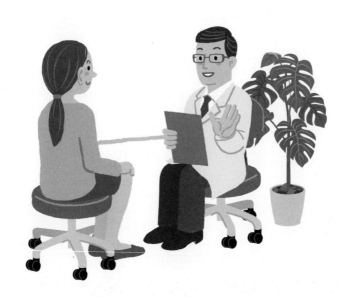

还有很多家长和患者会担心，手术风险大吗？

脊柱侧弯手术风险主要与两个因素有关：第一，主刀医生的手术经验、技术；第二，手术设备。现在更倾向于依赖设备，减少医生经验、技术的影响。因为手术医生就如运动员一样，状态会有一定波动，而设备基本不会出现波动。

现在降低手术风险的主要措施，包括引进导航设备和神经监护设备。尤其是引进导航设备后，在手术中，原来医生要把钉子放到血管密集的地方时，主要依靠经验判断，但现在医生只需要看设备上的屏幕，在屏幕引导下就能把螺钉放到合适的位置。这样，手术难度大大降低，不确定性也降低不少，手术风险自然就小了。

另外，手术风险与治疗方式有关。脊柱侧弯手术大体分为截骨手术与不截骨手术。截骨手术就是通过特殊的专用手术工具，将僵硬变形的脊柱骨截断，然后重新对接，完成矫形，这种手术风险相对较高。医生治疗的原则是尽量不进行截骨矫形手术。如果必须进行该手术，一定要找经验丰富的医生，手术团队要经常做这种手术，各种设备也要比较完备。

那么，脊柱侧弯是做一次手术就可以彻底痊愈吗？

对于后天性脊柱侧弯，在患儿 13 岁以后进行一次手术，就能完全治愈，不会出现二次手术的情况。但对于先天性脊柱侧弯，尤其侧弯角度超过 90 度，已经严重影响生活，必须立即手术的年龄较小的患儿，可能会出现多次手术的情况。手术时，如果直接固定脊柱，因患儿仍然处于生长发育期，让躯干保持在该年龄的长度显然不合适。因此，衍生出一种治疗方法——生长棒治疗。生长棒治疗就是用钛合金支架将脊柱撑直，但不进行截骨，这样骨骼不会被固定。然后每年进行一次撑开操作，撑开几厘米，让支架随着身高增加而延长。直到患儿 10 岁以后，找一个合适的时机进行最后的融合手术。

值得注意的是，这种生长棒治疗并不是 1 次手术就能实现的，需要每年甚至每半年做 1 次。

脊柱微创，并非人人合适

脊柱外科中，最常见的症状，就是下腰痛。少数患者因腰椎间盘突出，或腰椎管狭窄明显、压迫到神经组织，最终需要通过手术方式解决疼痛。

与微创相对的，就是传统的开放式手术。开放式手术医生操作方便，能清晰地看到病变位置，看得清，"下刀"自然更准确。

但缺点是手术切口过大，破坏了脊柱后方正常结构，术后恢复时间可能会长，问题也多。

而微创手术，则是将创伤降到最低水平，通过现代的物理技术包括内镜成像、光纤照明、精细化的手术工具来实现。切口小，出血少，术后恢复快。

不必大动干戈，只需开几个小洞，就能进行手术了。

只需在皮肤上切开一个约1.8厘米的口，就可以完成椎间盘切除、椎管内骨刺切除、椎间植骨融合等操作，解除神经组织的压迫，重建脊柱稳定性。术后患者能早期活动，早期康复，手术效果也持久稳定，可与开放手术媲美。

"微创手术"这么美好，治疗脊柱侧弯，能用吗？

微创术，挑患者

并不是所有人都适合做脊柱微创手术，只有符合以下条件的，才可以接受微创手术：

（1）椎管内压迫神经的病变比较局限。

（2）以往未做过腰椎手术。

（3）脊柱滑脱移位不超过Ⅰ度。

（4）无严重骨质疏松。

（5）无严重脊柱畸形。

可见，对有严重脊柱侧弯、畸形的患者，不提倡行脊柱微创手术。

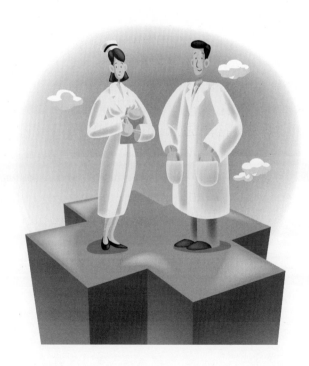

手术以后，这样做**恢复快**

　　手术以后护理得当，能帮助提高恢复进度。侧弯患者术后2~3天，引流管拔出，病情平稳后，即可练习坐起，然后站立，待双下肢有力，无头晕、乏力等异常情况后，一般3~5天，即可在支具保护下练习行走。

　　活动时应多做四肢运动，避免做躯体侧屈、扭转、弯腰等动作，活动强度要循序渐进，避免疲劳，同时注意有无呼吸困难、头晕、腹胀等不适。

　　术后返回病房向床上移动时，要注意平抬平放，动作一致，保持脊柱水平位，不能扭转、屈伸。术后平卧6小时，以压迫止血。6小时后，向左右翻身，每2小时1次，翻身时要保持脊柱在一条直线上，滚动翻身，不要扭转，注意凸侧部位的皮肤，因伤口在凸起部位，且包裹辅料易出现压伤疮，可用气垫床，预防压疮的发生。

　　协助患者咳嗽时，应轻拍其背，用双手轻压伤口处，保护好伤口，避免因咳嗽引起伤口剧烈疼痛，产生呼吸抑制。若痰不易咳出，应用超声吸入雾化治疗，稀释痰液，湿化呼吸道，利于痰的咳出。

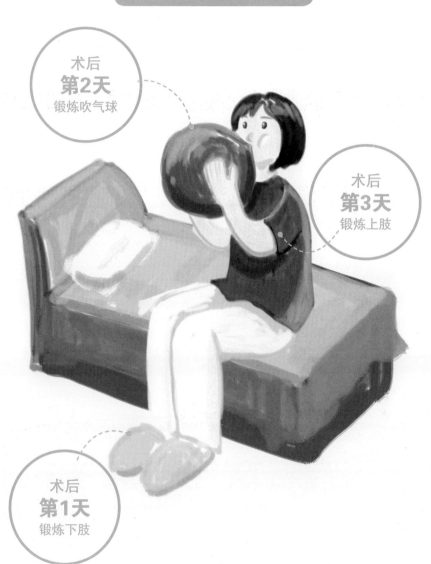

适合术后恢复的锻炼方法

术后
第2天
锻炼吹气球

术后
第3天
锻炼上肢

术后
第1天
锻炼下肢

术后第 1 天

在疼痛耐受的情况下进行直腿抬高运动，即保持上半身的挺直，缓缓将一侧下肢抬起，然后慢慢放下，两侧下肢轮流抬高；进行足部运动，在保持腿不动的前提下，尽量将脚前屈，达到一定限度后将足背伸，每次 10~15 个，每日 3 次。

术后第 2 天

患者进行肺功能训练，如吹气球或吹水泡，以促进肺功能恢复、改善呼吸运动，预防肺部并发症的发生。

术后第 3 天

患者应在床上进行肢体运动，颈部运动包括前屈后伸、侧屈侧旋、耸肩活动；双上肢行主动和被动运动，以肩关节为主，进行上举、外展、外旋活动；双下肢运动主要包括直腿抬高及外展活动，膝踝关节的屈曲运动。借助这些运动，可促进血液循环、增强肢体肌力，为患者下床活动做准备。

小贴士

为预防内固定物移位或断裂，患者应保持正确的坐姿，不做上身前屈动作，且上肢禁止提拉重物。术后半年内，要减轻身体负重，尽量减少脊柱活动，并预防外伤。除洗澡和睡觉外，其余时间均要带支具，支具固定要在 3 个月以上，根据复查结果来决定去除时间。

手术后要**加强营养**

脊柱侧弯矫形手术有可能会牵拉肠系膜,对胃肠道产生刺激,还有可能会有术后腹膜后血肿。另外,长时间使用镇痛麻醉剂者,可能术后肠蠕动恢复缓慢。

因此,当患者无腹胀等不适,有肠鸣音存在及无呕吐时,可以适量饮水(约在术后两三天),如果能忍受,可逐步进流质饮食,观察 24 小时后无异常状况,就可以正常饮食。

但医生需要根据患者个人的具体情况,具体分析而制订术后护理。

手术后由于创伤、疼痛以及术中刺激,主要营养物质消耗比较大,尤其是蛋白质,因此,术后补充优质动物蛋白有助于伤口愈合。同时,创伤刺激后,消化功能可能不佳,术后早期不宜进食太多,最好摄入易消化吸收的食品,避免补得太多。

脊柱侧弯术后,可以根据自身喜好选择营养食物,但是术后尽量不要饮用牛奶,因为牛奶容易引起胃肠道胀气,牵拉肠系膜,引起不适。

术后 3 个月到半年,由于总体活动的减少,应当适当控制饮食,因为体重的增加会对加重脊柱的负荷。

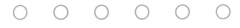

两款营养汤

鸡蛋枣汤

· 材料　鸡蛋2个，红枣10个，红糖适量。

· 做法　锅内放水煮沸后打入鸡蛋，水再次沸腾后下红枣及红糖，文火煮20分钟即可。

· 效果　具有补中益气和养血作用。

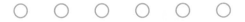

乳鸽枸杞汤

· 材料　乳鸽1只，枸杞30克，盐少许。

· 做法　将乳鸽去毛及内脏杂物，洗净，放入锅内加水与枸杞共炖，熟时加盐少许。

· 效果　吃肉饮汤，每日2次。具有益气、补血、理虚作用。适用于体虚及病后气虚、体倦乏力、表虚自汗等症。

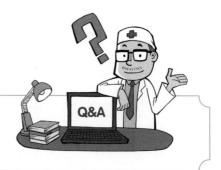

◆脊柱侧弯的手术费用是多少？

答：脊柱侧弯手术费用相对比较昂贵。对于后天性的脊柱侧弯，手术费用为 12 万元~15 万元。如果病情比较严重，可能需要 18 万元~20 万元。对于先天性脊柱侧弯，如半椎体切除手术，一般需要 4 万元~5 万元，总体不超过 10 万元。

对于较贫困的患者，可以申请新苗基金。"新苗基金"是广东省青少年发展基金会联合中山大学附属第一医院脊柱侧弯中心共同成立的慈善救助基金。

本基金主要为 0~28 周岁贫困家庭的青少年脊柱侧弯患者提供医疗资助，重点资助对象是城市贫困家庭子女、农民工子女以及海外贫困家庭子女。

◆如何决定要不要做手术？

答：让自己了解更多有关脊柱侧弯的知识，并询问专家的意见。详细了解手术的风险及益处，如不进行手术会有什么不良后果。通过向身边具有相同疾病经历的人咨询，了解治疗前后的变化，并可向他／她的治疗的专科医生进行相关咨询，获取更准确的信息。

◆国产螺钉和进口螺钉有什么区别？

答：目前国内常用的脊柱内固定的材料大部分由钛合金制成，人体出现排异反应的概率比较小。一般进口的螺钉，在材料性能及配套的工具方面要比国产的好。应用国产螺钉几年后，部分患者可能会出现不适，需要拆除螺钉，而应用进口螺钉，绝大部分患者可终生不用拆除，除非患者自己要求，或出现内固定松动、断裂或移位的情况，起不到其机械作用，需要取出。一般内固定在术后1.5~2年就可取出，不会影响手术效果。

◆内植物要不要取出？

答：内植物通常由钛或钴铬合金制成，或是不锈钢。一般内植物在脊柱骨融合后，将不再发挥作用，融合后的脊柱将维持侧弯矫形，但由于内植物移除手术一般创伤大，有一定的危险性，故如无感染和不适等特殊情况，无须再次手术将内植入物（棒、骨钩、螺钉）取出，可在人体内永久保留。

◆脊柱侧弯手术创伤大吗？

答：脊柱侧弯手术的创伤，主要与手术入路、矫形固定范围以及具体手术方法有关，主要的创伤是出血和因疼痛所致的肺功能暂时性降低，但总体上创伤不大。

通过手术过程中控制性低血压和自体回输血，可减少术中出血量和输异体血量。术后可使用镇痛泵来减轻疼痛，以尽量减轻患者的痛苦以及对呼吸的抑制，减少对肺功能的影响。

由于前路开胸手术会明显降低肺功能，创伤会较大。

◆做了手术，孩子以后还能长高吗？

答：一般而言，正常青少年在 10~18 岁之间，胸椎加上腰椎大约会增高 10 厘米，胸椎占 2/3，腰椎占 1/3。其中，10~13 岁身高增长比例最高。13 岁以后，孩子身高的增长潜力已不是非常大。也就是说，孩子在初二到高三这段时间，上身增高 3~4 厘米。

一般手术时间都是在 13 岁以后，而且手术固定整个脊柱的情况非常罕见，都是固定胸腰椎的 1/3~1/2。这样算下来，正常情况下，13 岁以后身体会增高 3~4 厘米，因为手术可能影响 1~3 厘米。

但值得注意的是，手术矫正脊柱侧弯后，孩子的身高会立刻增加 5~8 厘米。因此总体而言，孩子术后还是长个了，但生长潜力可能会有一定损失，这需要医生权衡利弊。

◆需要手术的概率高吗？

答：特发性脊柱侧弯在青少年中的发病率为 2%~3%。其中 0.2%~0.5% 需要进行积极治疗，仅 0.02%~0.1% 的侧弯会进展到需要手术的程度，是很少的一部分。

女孩和男孩在侧弯的角度上没有差异，但女孩的侧弯发展比例远大于男孩。

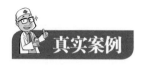

获得手术机会，重燃治病希望

故事的主人公名叫林香，1989 年出生于广东汕尾的一个普通的农村家庭。

她 16 岁的时候，无意中发现自己有脊柱异常，期间家人反复带她多地就医，得到的都是"确诊脊柱侧弯，必须手术"的答案。

可是，面临高额的手术费用，她和家人不得不放弃手术。而正处发展期的脊柱侧弯也不断加重、外观畸形也越来越明显，几年间已经发展到了 100 多度。

这些年，她一直都在承受着脊柱侧弯带来的痛苦。

她腰酸、背痛、气促，平躺着睡觉多躺一会都会被痛醒，难以忍受，只能侧着睡；冬天时，多穿一件衣服，身体会很重，呼吸立马变得急促，以致寒冷的冬天都不敢多穿衣服。

她的背部畸形已越发严重，少穿一件衣服可看到背部明显凸起，她遭受别人异样的目光，内心十分自卑。

因脊柱畸形，找工作很不顺利。在她刚步入社会开始第一份工作时，在试用期能力被充分肯定下，因为外观上的畸形，老板以"身体畸形影响工作"的理由，将她辞退。

她一直没放弃"要治好自己的病，好好照顾家庭"的想法，从患友口中了解了新苗基金，便马上递交了申请。

林香来到中山大学附属第一医院脊柱侧弯中心时，鉴于她极差的呼吸功能，她必须接受术前 Halo 头颅环重力牵引，以改善她的心肺功能，创造手术条件。

治疗期间，她咬紧牙关忍受着头颅环牵引带来的痛苦、不便及遭受的歧视，每天行走、吃饭、睡觉都坚持牵引，每天坚持吹气球、爬楼梯、吊单杠等功能锻炼，一步一步恢复自己的肺功能。她格外坚强，因为她一直想着要手术，一直想着要改变自己的生活，而新苗基金资助是她的唯一期望。

终于，坚持牵引10个多月后，她等来了手术的机会。手术后，她的腰杆挺直了，一眼看去，她和正常人没有两样。林香心里一直藏着一个美好蓝图：自己身体健康，过着正常人的生活，自己养活自己，能分担家里的负担。现在，她离目标更近了。

1. 宣称能治疗脊柱侧弯的机构有很多，但一定要到正规大医院就诊，终止治疗后2~3年再复查，脊柱侧弯控制仍然良好，则说明治疗有效。

2. 推拿、牵引、瑜伽或许对矫正脊柱侧弯有一定帮助，但是这并不是长久之计。脊柱侧弯的形体矫正必须因人而异，每个人动作不同。

3. 脊柱侧弯角度40~60度的患者，可以先不做手术，先试试支具治疗和强化康复治疗，同时定期检测脊柱侧弯角度变化，如实在有必要，再行手术。

4. 不论是形体矫正还是支具治疗，一定要坚持，否则脊柱侧弯仍会继续发展。

5. "皇冠手术"难度大，危险大，并发症多。脊柱侧弯一定要重视，角度小的患者通过形体矫正、支具治疗和强化康复治疗，大多都可以很好地矫正脊柱侧弯。如果拖到了非常严重时，那就必须要承受手术了。

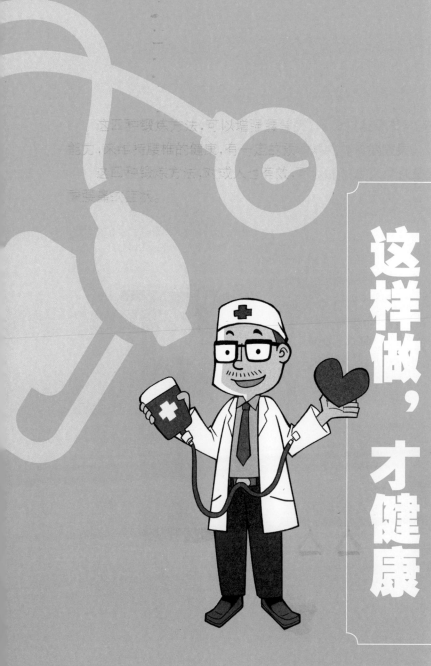

这样做，才健康

生活行为篇

106

PART 1 ▶
这样的姿势，脊柱最舒服

正确的站姿

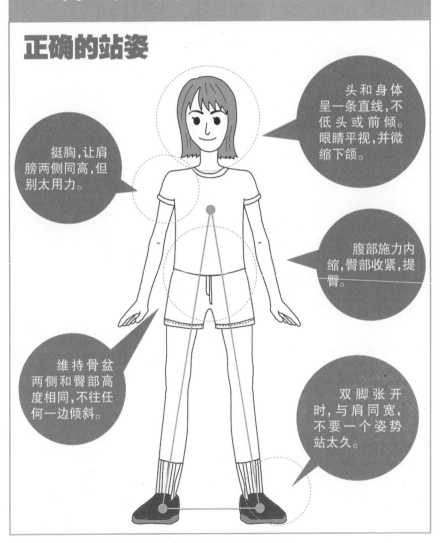

挺胸，让肩膀两侧同高，但别太用力。

头和身体呈一条直线，不低头或前倾。眼睛平视，并微缩下颌。

腹部施力内缩，臀部收紧，提臀。

维持骨盆两侧和臀部高度相同，不往任何一边倾斜。

双脚张开时，与肩同宽，不要一个姿势站太久。

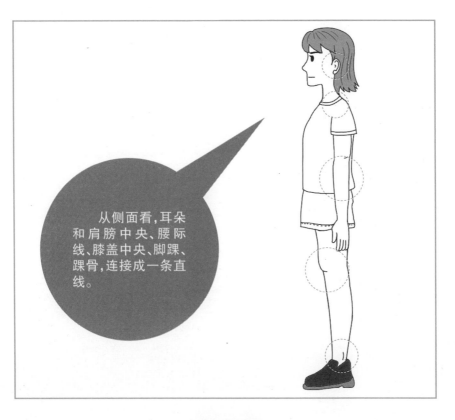

从侧面看，耳朵和肩膀中央、腰际线、膝盖中央、脚踝、踝骨，连接成一条直线。

小贴士

◆正确站姿能将脊椎保持在自然又柔和的曲线状态，不会对脊椎造成负担。

◆要保持身体平衡，不往前后左右任一方向倾斜。

◆平时可多练习靠墙站，从头到脚贴紧墙壁。

◆弯腰驼背不好，但过度挺胸也会给脊椎带来负担。

◆久站对脊椎负担也很大，不得不久站时，找一个15~20厘米的矮脚凳，轮流把脚抬高。

正确的坐姿

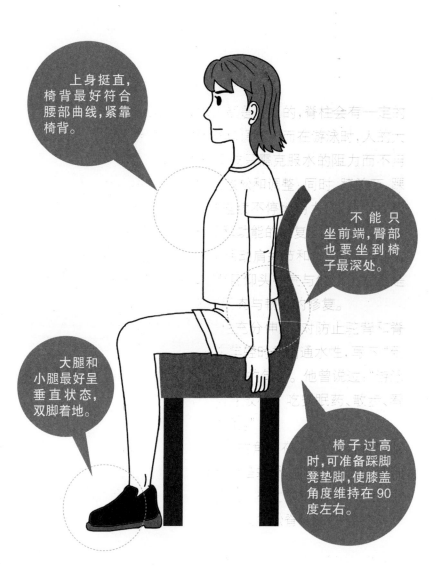

上身挺直，椅背最好符合腰部曲线，紧靠椅背。

不能只坐前端，臀部也要坐到椅子最深处。

大腿和小腿最好呈垂直状态，双脚着地。

椅子过高时，可准备踩脚凳垫脚，使膝盖角度维持在 90 度左右。

◆坐着比站着带给腰椎的负担更大。坐地板上又比坐椅子上带给脊椎的负担大。

◆把椅子往前拉,让臀部和腰部都能碰到椅背,椅背和腰部曲线一致最佳。

◆如果需要久坐,要选一把利于维持正确坐姿的椅子,或者垫个靠垫。

◆孩子上学时,教室里的座椅,不可能适合每一个孩子。因此,我们建议孩子坐椅子时,不坐到最深处,坐椅子面的前三分之一或二分之一,且尽量上半身坐直,不要保持屈背弯腰姿势。

◆不要跷二郎腿,这会有害骨盆和脊椎健康。

◆每坐 1 小时,要起身休息 10 分钟,做个简单体操动一动身体。

◆如果不方便起身走动,可以伸个懒腰,轮流抬高两侧臀部。

正确的走姿

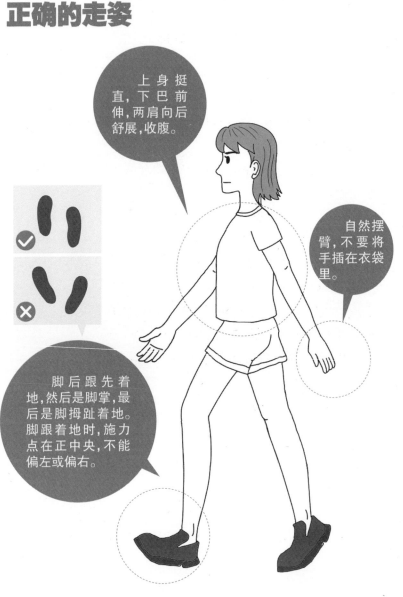

上身挺直，下巴前伸，两肩向后舒展，收腹。

自然摆臂，不要将手插在衣袋里。

脚后跟先着地，然后是脚掌，最后是脚拇趾着地。脚跟着地时，施力点在正中央，不能偏左或偏右。

　　◆抬头挺胸时,若胸部和肚子太向外挺,或步伐太夸张,会重心不稳,造成脊椎负担。

　　◆走路时,重心在脚后跟上,注意别让身体重心前倾,或有左右偏移。

　　◆穿高跟鞋会让身体前倾,增加脊椎负担,最好不穿。

　　◆走路时,脚尖向前,走直线,不要外八或内八。

　　◆两臂自然摆动,不晃肩膀,手腕也要配合,手掌向体内,以身体为重心,前后摇摆,弧度不宜太大。

　　◆不要弯着膝盖走路。尤其在穿高跟鞋的情况下,更易出现此姿势。弯膝盖同时还会前倾,人就会拱背,这种姿势不雅观,也不利于脊柱健康。

正确的看电脑姿势

屏幕要调整到合适高度，可在下面垫上书本等物品，让孩子俯视电脑，视线与屏幕中心呈 15~20 度角。

脖子不要往前伸。

15~20°

手腕不要悬空，最好用鼠标垫等物品，垫在下方。

手臂维持在 100 度，膝盖维持在 90 度。要保持正确坐姿。

小贴士

◆可先让孩子上半身挺直坐好,再按孩子的身高调整书桌和键盘高度。

◆手臂不要悬空,应该轻松自然地靠在书桌上。

◆看电脑时间久了,脖子和背部会向前倾,腰部也会变僵硬,所以要配合视线高度,调整屏幕高度。

◆键盘放置的位置,应该稍低些,以肘不需要往上弯为宜。

◆打字时不要敲的太用力,点鼠标也不要太用力,肌肉尽量放松。

◆每过1小时,应该最少休息10分钟。最好能离开座位活动一下,伸展一下双手、肩膀及脖子。记得在恢复打字之前要做点手部运动。

◆给双手充分休息的时间。暂时不打字时,可把手放在大腿上休息。

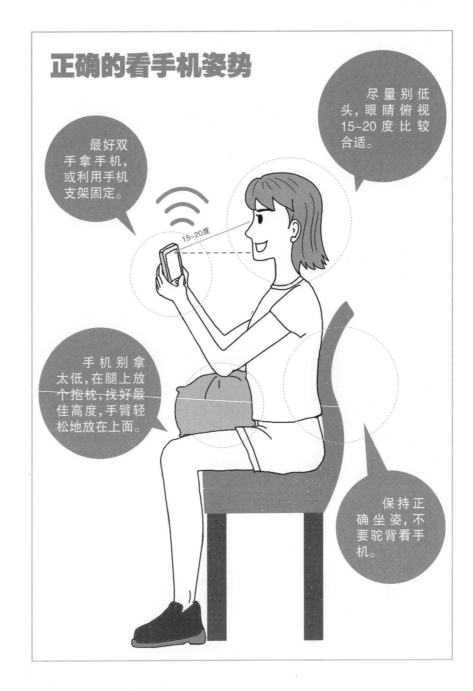

小贴士

◆盯手机时,脖子和肩膀会不自觉地向前倾,对脊柱有害。

◆每次使用手机时间,最好不超过 10 分钟。

◆总是举着手机,手臂会酸,可以在大腿上放抱枕,再让手臂轻松支在上面。或直接放在桌面看手机,但也要注意不要过分低头。

◆手机屏幕和眼睛的距离,保持在 30 厘米以上,颈部最舒服。

◆使用平板电脑,也可以用这个方法。

◆别忘了,要保持正确的坐姿。

理想的睡姿

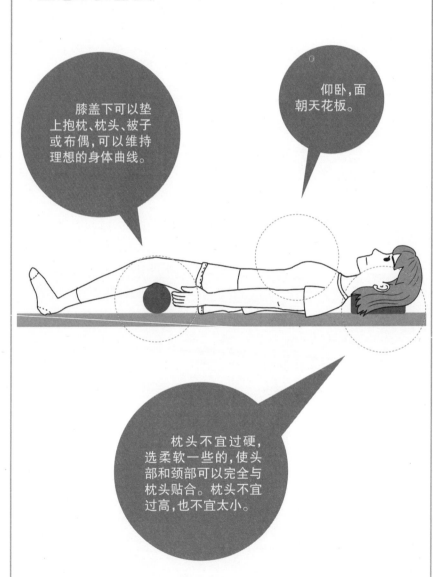

膝盖下可以垫上抱枕、枕头、被子或布偶，可以维持理想的身体曲线。

仰卧，面朝天花板。

枕头不宜过硬，选柔软一些的，使头部和颈部可以完全与枕头贴合。枕头不宜过高，也不宜太小。

小贴士

◆仰卧平躺是比较理想的睡觉姿势,不过只要孩子能熟睡,睡眠质量好,也不必过于强求整晚都保持仰卧。

◆如果孩子感觉侧睡更舒服,也没什么不可以,但要注意,孩子侧睡时,两条腿不要像剪刀一样交叉,可以让孩子两脚并拢往前伸,膝盖微微弯曲。

◆具体的枕头高度需根据个人生理弧度、睡眠姿势和年龄而定。一般来说,3~6岁枕高为3~6厘米,7~11岁为7~10厘米,14~15岁为9~12厘米,成人一般为12~15厘米。

◆枕头的长度一般以超过自己肩宽10~16厘米为宜。

◆在膝盖下垫抱枕、枕头,可以让腰部贴合床铺,否则躺下时腰部悬空,对脊柱也不利。

PART 2 ▶
小动作，防长歪

婴儿时，就要**防长歪**

提起预防脊柱侧弯，很多妈妈误以为，只要教育好小孩在课堂中保持坐姿端正就行了，实际上，从婴儿时期，妈妈就要注意了，以下几点很重要。

婴儿不要坐得过早

有的妈妈不明就里，当宝贝只有 3~4 个月龄时，就给宝贝裹着被子让他坐起来，一坐就好几个小时。

长时间地用同一姿势坐着，婴儿脊柱周围的肌肉不够强壮，容易疲劳，无法支撑身体，容易埋下脊柱侧弯的隐患。

孩子坐的姿势要正确

写字、看书时要坐正，不要歪着趴在桌面上，同时，应适当地变换体位与休息，以免造成脊柱侧弯。

孩子学习的桌、椅的高低要合适

也要仔细观察孩子使用的桌椅，必要时进行相应的调整。

别太早送孩子去特长班

很多父母会把孩子送到特长班学习,比如舞蹈班、乒乓球班等,以为这能培养孩子的身体素质,让身材更加挺拔。

殊不知,在这些特长班的教学过程中,如何针对中小学生身体尚未成熟的特点,进行必要的防护,实在需要全面的考虑,比如说,对于乒乓球运动,脊柱侧弯就是最常见的"职业病"。长期保持一种舞姿,也有可能造成脊柱侧弯。

医生提醒

学龄儿童应注意保持良好的坐姿和站姿,多进行户外运动,加强肌肉锻炼。

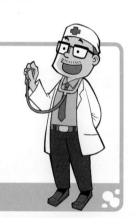

不同场景，孩子怎么**保护脊柱**？

 卧室 睡硬板床，软枕头

人的脊柱从侧面看是弯曲的，医学上称之为"生理弧度"或"生理弯曲"。人在仰卧于水平面时，背部和腰部的脊柱正好有力地支撑起身体，如果睡过软的床铺，在睡着以后，床铺会在人体重量下形成一个中间低、两头高的形态。这时好像仍然在弯腰劳动一样，很容易造成腰背部肌肉、韧带的软组织劳损，引起不适或疼痛。

由于孩子的脊柱十分柔韧，且很容易定型。因此，儿童，尤其是发育期、青春期、体重过重的孩子，为了较好保持脊柱的生理弧度应选择睡硬板床。

但是，睡硬板床不等于什么都不垫！如果床上只是一块硬木板，也不符合腰椎的生理曲度。硬板上什么都不垫，天冷使肌肉紧张，甚至痉挛，也会加重腰痛。

合理的做法是，在木板上铺一两层被褥或棕榈垫。这样睡在上面，它会随着身体的凸凹形成轻微的变形，正好符合人体的生理曲度，很大程度上维持腰椎的平衡，而且保暖性也好。

孩子的枕头应以低而柔软为好。若是婴幼儿，枕头应在专业医师的指导下选择较为理想合适的。睡觉时，宜让孩子的整个肩背部一起置于枕头上，以减轻颈部的屈力。不宜让孩子长时间、长期趴着睡觉。

脊柱减压床不能减压

脊柱减压床,主打能治疗"腰椎间盘突出症"的作用。商家称,如果利用该产品对腰痛患者的脊柱进行反复牵引,可以治好腰椎间盘突出症。但这对孩子的腰酸腰痛,或是脊柱侧弯,并没有帮助。

实际上,脊柱减压床的减压效果不如广告打的那么响亮,它并无减压效果,真正的"减压"一般是指做手术为脊柱减压。

它的原理,跟传统的脊柱纵向牵引没有实质区别,只不过多了电脑控制。

这对椎间盘突出没有任何意义,对解决疼痛症状也没有多大帮助,通过牵引恢复椎间盘营养状态也是不可能的。如果牵引力量过大,反而可能导致椎间盘韧带和关节囊松弛,导致腰椎节段不稳。

所以,家长们别给孩子乱试这类产品。

选双好鞋子

不要为孩子选择过大的鞋子，这不是节约的好方法。过大的鞋子会让孩子的下肢行走起来很不协调，长期如此，会加重脊柱的工作压力，出现疼痛。

不要为孩子选择过分硬底、厚底的鞋子。这样会让他们在走路时，使脚底不能更好地感触地面而增加脊柱的承重力。

不要让女孩穿着限制足踝活动的长靴，甚至是高跟、尖头皮鞋。这样会加重脊柱，尤其是腰部的负担。美丽应以健康为基础。

尽量避免赤足行走。尤其是夏季和温暖时节，足部受凉会促使和加剧下肢和腰部的疼痛。

 ## 注意坐姿和书包

不要单肩背书包，可能会加重脊柱侧弯畸形。

乘公共汽车时，最好不要长时间趴在前椅靠背上打瞌睡。这样不仅危险，而且对脊柱的健康也很不利。课间也最好不要趴在课桌上睡觉。

听课和做功课时，不要侧歪着身体，这会增加背部脊柱的压力，上半身要坐直，这样能减少心肺和腰部承受的压力。

教室外的运动，应注意避免从高处往下跳。

让孩子避免同别人撞击身体。这种横向的水平外力对脊柱的撞击是非常危险的。

给孩子的书包 "**减负**"

现在的社会,竞争激烈,除了大人们自身努力、拼搏之外,似乎每一个家庭都将这种竞争 "转嫁" 在孩子们身上,从而孩子教育被提到一线,自然,孩子的书包亦随之不断加重。沉重的书包,会影响孩子的脊柱健康。

小链接

据北美脊柱外科协会的调查结果显示,该组织 42.6% 的会员医师,治疗过由于书包过重或使用不当引起背痛或脊柱创伤的儿童或青少年,诊断范围从颈椎、胸椎和腰椎扭伤至脊柱滑脱(一种椎体应力性骨折)。

目前,在中国没有相关调查及报道资料,但并不代表中国儿童或青少年没有因书包过重或使用不当,导致的 "颈胸腰背部疼痛不适症状及其相关疾病"。

那么,我们该如何预防呢?

1. 选择适合自己孩子的书包

首先,要适合孩子的体型,使用双肩包,并调整背带,确保孩子背上书包感到舒服。其次,如果需要背负较重的书包,建议选择带轮书包。

2. 书包的合理背法

整理书包,将较重物品靠近背部放置;采用较小的隔间放置松散物品,均匀分配重量。同时,尽量采用双肩背包法。若背包时间较久或较重时,建议间断性休息。

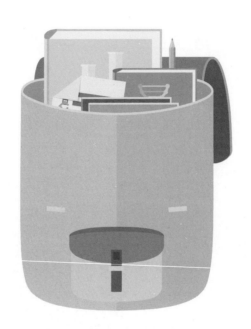

3. 限制背包重量

北美脊柱外科协会会员建议,书包重量不能超过儿童体重的10%~15%。同时,需要老师和家长协助,为孩子的背包减负,仅带当天需要的书籍,不必携带孩子的所有书籍。

4. 多去锻炼

鼓励孩子积极加强背部和颈部肌肉锻炼,保护肌肉并预防损伤。

教你给孩子选个好书包

胸带、腰带

保护脊柱加分项,可以保护背部肌肉,分散肩颈部背的压力。

背带

拽一拽,容易松动的不要买。孩子背书包时,肩带不宜过长、两侧背带不要长短不一。

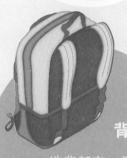

背部

选背部有一层海绵衬垫的,有缓冲作用,保护背部肌肉。

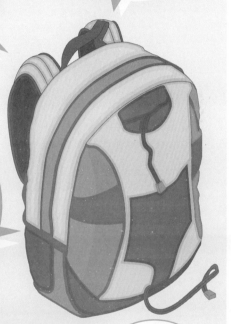

不要背拉杆书包,两条拉杆会挤压背部,造成肌肉疲劳,导致脊柱侧弯。

拉杆书包应拉着走,两手轮换着更好。

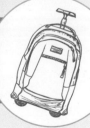

选书包要看这四点

1. 背带：切忌长短不一

买书包时，不妨稍用力拽一拽书包的肩带，看看是否容易松动。

孩子喜动厌静，有时背着书包跑跑跳跳，一侧背带就松了。书包两侧背带长短不一，不仅使人背得费力，还使双肩承受的力量不均衡，孩子容易出现"高低肩"。

位于脊柱左右两侧的肌肉，本来"势均力敌"。当两侧肩膀负重不同，脊柱一侧的肌肉力量会增加，另一侧会减轻。哪边力量强，脊柱便往哪边"倒"，引起脊柱侧弯。

因书包选择、使用不当而出现脊柱问题的孩子，往往同时合并"脊柱侧弯"和"脊柱后凸"。这两者是脊柱在不同平面发生的扭转。

此外，书包肩带不应太长，以书包能紧贴背部为宜，不要垂到臀部。肩带过长，书包重心后移，背带需要承担更大的拉力。相信很多人也有感觉：书包肩带越长，书包似乎越沉重。

2. 背部软垫：减少拍击，保护脊柱

市场上，有两大类"无压护脊书包"。一种在背部脊柱的位置留有一道空槽，据说可防止书包撞击脊柱。还有一种是在书包背部设有一层厚厚的海绵衬垫。

这都能起到一定的护脊作用。不过，第二种护脊书包更好。

在孩子奔跑追打的过程中，书包会不断拍打背部。这时，最

主要的问题是硬质书本拍打背部肌肉,导致某些肌肉疲劳、松弛、肌力下降。背部各肌肉力量失衡,可引起脊柱弯斜。如果书包背部有软垫,可以减缓书本对肌肉的作用力。

3. 胸带、腰带: 护脊"加分项"

胸带和腰带,一方面可以使书包紧紧地贴合在孩子背部,避免书包左右摇晃或拍打背部,从而让背部受力更均衡;另一方面,可以把一部分书包的重量,分散转移到腰胯部,减少颈、肩、背部的压力。

4. 拉杆: 宜双手轮换着拖拉

拉杆书包不用背,可以拉着走,很受家长们欢迎,但使用不当,同样带来伤害。

最好别长时间用同一只手拖拉杆书包,两只手轮换着更好。单手拖拉其实相当于背部单侧受力,跟背单肩包差不多,易引起双肩不平衡。

也不建议长时间背拉杆书包。两条坚硬的拉杆,对背部局部软组织的挤压是非常明显的,特别容易造成肌肉疲劳,导致脊柱侧弯。

此外,校园楼梯、教室过道比较拥挤,使用拉杆书包,孩子容易绊倒。故而,部分校园已禁用拉杆书包。

话 你 知

背"歪"了脊柱怎么办？游泳！

如果孩子背书包背出驼背、含胸了，不必过于担心。这多属姿势性脊柱侧弯、后凸，病因并非先天脊柱发育异常，而是不良姿势引起脊柱周围肌肉力量失衡。只要锻炼好脊柱周围肌肉，使其恢复到正常的肌力平衡状态，驼背、含胸会有所改善。

可以多让这类孩子游泳、吊单杠。

以自由泳为例，人体横卧在水中，需要不断抬头呼吸，双手提臂划水，同时上下打腿，这能够充分锻炼腰背肌的力量。

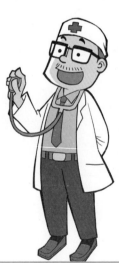

吊单杠，实际上就是利用自身的力量，牵引脊柱周围肌肉，这也能够对肌肉起到一个很好的引导和锻炼作用。

若是确诊患有脊柱侧弯，即脊柱侧弯角度大于10度，医生会指导患儿做针对脊柱肌肉的形体操。轻型脊柱侧弯、后凸的患儿，锻炼半年到一年左右，身姿就能得到比较明显的改善。只有少数严重侧弯或后凸的患儿，才需要支具、手术治疗。

四种锻炼，预防脊柱侧弯

　　这四种锻炼方法，可以增强腰背肌，通过自我调节和身体的康复能力，来维持腰椎的健康，有一定的预防脊柱侧弯的效果。

　　这四种锻炼方法，对成人也有效，可以缓解因久坐久站，引起的腰酸腰痛的症状。

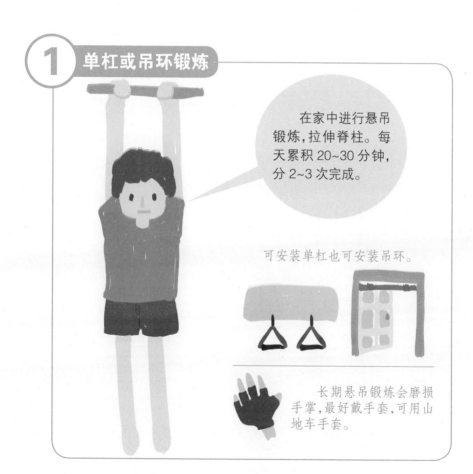

1　单杠或吊环锻炼

在家中进行悬吊锻炼，拉伸脊柱。每天累积 20~30 分钟，分 2~3 次完成。

可安装单杠也可安装吊环。

长期悬吊锻炼会磨损手掌，最好戴手套，可用山地车手套。

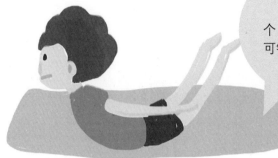

每天 50~100 个, 分 2~3 组完成。可锻炼背部肌肉。

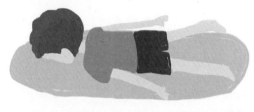

手臂再身体两侧; 面向地面, 舒适地分开双腿。

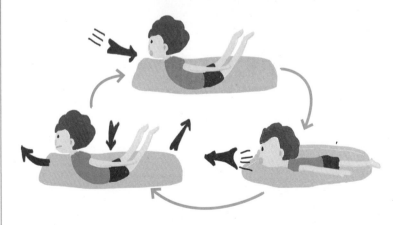

腰背肌肉收紧, 同时提升胸廓和双腿; 吸气不动, 随后呼气。

③ 游泳

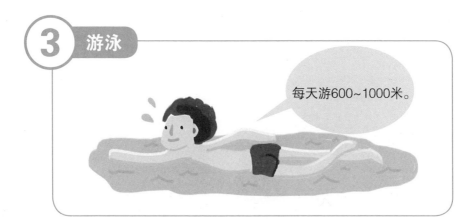

每天游600~1000米。

④ 拱桥

有五点支撑、四点支撑、三点支撑。

"五点支撑"，适合腰肌力量较弱、肥胖和老年人，或练飞燕式比较费力的人。

锻炼时仰卧在床上，去枕屈膝，双肘部及背部顶住床，腹部及臀部向上抬起，依靠双肩、双肘部和双脚这五点支撑起整个身体的重量，持续 3~5 秒，然后腰部肌肉放松，放下臀部休息 3~5 秒为 1 个周期。具体次数可参见小燕飞法。

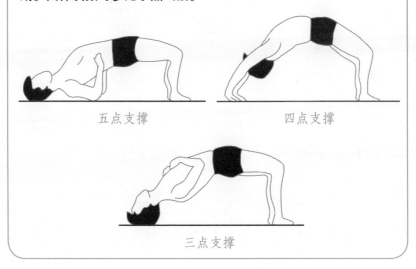

五点支撑　　　　　　　　四点支撑

三点支撑

游泳，脊柱在休息中获益

人在一般运动的时候,体位都是直立的,脊柱会有一定的负重,椎骨无法得到很好的休息和调整。而在游泳时,人的大部分时间处于水平位,躯体和四肢只需克服水的阻力而不用克服重力,脊椎也能得到很好的放松和调整;同时,膝关节、踝关节等不必像跑步或走路那样连续不停地用力,能获得放松和休息,有助于关节炎症的消退和功能的恢复。

游泳时,上肢划水的动作可活动肩关节和背部肌群,仰头吸气的动作可活动颈椎关节;而且仰头吸气与低头伏案正是两个相反的动作,这可促进劳损肌肉与韧带的修复。

游泳时各种姿势都要求脊柱充分伸展,对防止驼背和脊柱侧弯具有良好的效果。毛泽东年轻时就精通水性,写下"到中流击水,浪遏飞舟"这种豪情万丈的句子。他曾说过:"游泳最大的好处是可以不想事,让全身放松。吃安眠药、散步、看戏、跳舞都不行,就是游泳可以做到。"

有研究分析,人体大腿与脊柱的角度在135度时,脊柱能得到最好的放松。据此分析,无论是蛙泳、仰泳、蝶泳还是自由泳,身体与大腿大致都在此角度。奋力向前游时,头上顶,颈直背挺,臀夹腿直,这样的角度最能放松脊柱。

换掉家里的软沙发吧

现在市面上推出很多有个性、有造型的沙发。有些没有椅背，有些太硬，有些是弧形的，太重视外观，选到的沙发可能对脊椎和骨骼系统有不良的影响，所以选沙发要小心。还有一点很重要，不要选太松软的沙发，市面上还有"懒人沙发"，坐下去就不愿意起来，瘫在里面很舒服，但是这类沙发会分散身体重心，让孩子养成不正确的姿势和习惯。

"葛优躺"，很伤腰

一组葛优躺瘫坐的"表情包"曾火爆网络——画面源于情景剧《我爱我家》，葛优扮演的角色像一摊烂泥坐在沙发上。富有娱乐精神的网友便将此坐姿称为"葛优躺"。

太多人喜欢"葛优躺"了——身体斜靠在沙发上，头向后仰靠，屁股往下挪，身体陷进软沙发里，看似非常舒服，实际对骨头来说却是煎熬。

在骨科医生来看，"葛优躺"的姿势要点为后背悬空。

处于这种状态下，腰部通常悬空或屈曲，颈椎前屈，都处于非生理自然状态。坐久了，腰部会明显感觉酸痛、疲劳。

往远了说，后方肌肉韧带受到牵张，脊柱小关节及椎间盘压力增大。长此以往，轻则致腰肌劳损，重则可致腰椎间盘突出、脊柱畸形等。

所以，应该避免窝在沙发和床上看书看手机。家里最好选择质地偏硬的沙发，这样坐上去不会一下子就陷进去，休息时腰后最好加个靠枕，让其支撑住后腰，以利于腰椎放松。

挑个有靠背，且软硬适中的沙发

沙发椅背的高度最好能到脖子，这样，头也可以轻松舒服地靠在椅背上。沙发要软硬适中，这样能承受腰、背和臀部的重量，不要买太松软、让人陷进去太深的沙发。椅背的设计如果能符合人体脊柱曲线，那就更好了。

如果坐没有椅背的凳子类沙发，腰很容易疲劳，正确的坐姿维持不了多久。

另外，坐沙发也要保持正确坐姿，腰、背、臀部要紧靠在椅背上，不要不顾形象地瘫坐在里面。

长时间坐沙发时，应该每个 15 分钟就变一种姿势或伸伸懒腰，放松僵硬的肌肉，并且每 40~50 分钟，就起身做些简单的伸展操。

添一把**好椅子**

　　沙发要符合人体脊柱曲线,椅子也一样。孩子因为要长时间学习,看电脑,很长时间都离不开书桌椅,因此,要给孩子挑选设计合理,符合孩子身材需求的桌椅。并且,给孩子配备的书桌和椅子,都要可以调节高度。

　　最理想的椅子,椅背高度在肩膀以下,椅背的曲线呈"S"样自然流线形,椅背的角度为 90~110 度,让腰部和臀部能够紧贴椅背。如果买符合自然曲线的椅子有难度,最好选木质椅子,再加一个腰垫。

　　最好不要选择能转动的座椅,左右转动会妨碍专注力,也不利于孩子维持正确坐姿,而且,坐转动椅子的时候,人的脊柱是一

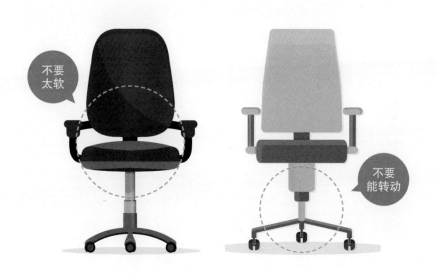

不要太软

不要能转动

直处于晃动不稳定的状态，这样不仅可能会引起肌肉损伤，对关节也会有一定的损害。

椅子坐垫的软硬程度，以孩子臀部感到舒服为宜，不要选择椅垫太软的，也可以买回椅子后，自己给孩子配软硬适中的坐垫。

给孩子配备书桌时，要以高矮、前后距离都可以调节的为佳。

话你知

如何判断椅子高度是否合适？

挺直坐好时，双腿打开与胯部同宽，脚掌能自然地踩到地板，这就是合适的高度。有些学校的桌子，对孩子来说通常太低，这不利于孩子的脊柱健康。

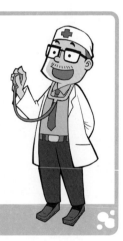

跟孩子一起，做**脊柱保健操**

不管是孩子还是家长，久坐是常态，不是坐在教室听课、学习，就是坐在办公室电脑前，经常保持一种姿势，对大人和孩子的脊柱都不好。

研究显示，人每天的弯腰动作有 3000~5000 次，而脊柱后伸的动作只有 60~70 次，可见脊柱的受力多么不均衡，这也是造成颈腰痛的重要原因。

所以，在大人和孩子，工作、学习和生活中要尽量减少弯腰动作，增加后伸动作。

例如抬重物时，要先下蹲并将腰部伸直，再用腿的力量将重物抬起；洗头时，尽量站着用喷头洗，而非弯腰低头。

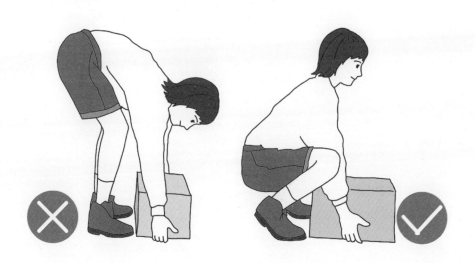

要避免腰痛,首先要养成良好的坐姿和站姿,同时减少长时间(连续1小时以上)的伏案工作。平时坐着的时候,不妨常做简单的脊柱保健操,有助于避免颈腰痛的发生:

● 每坐40分钟,站起将脊柱向后尽量伸展10次。

● 就算坐姿正确,时间也不要过长,最多1小时就应站起来活动一下。同时,注意控制坐着工作的总时间,最好每天不超过4小时。

这些动作能缓解腰痛

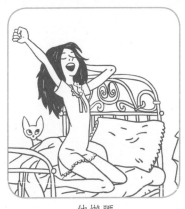

伸懒腰

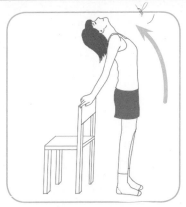

利用椅背进行舒展

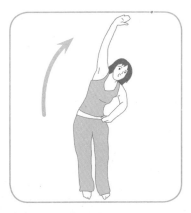

左右轮流伸展

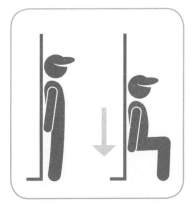

像坐在凳子上一样,保持5秒钟

"低头族"警惕：颈椎不好，别乱摇

网上曾传，台湾一名 30 多岁的男子躺床上玩手机，突感双手麻木无力，几天不见缓解，于是到医院求诊。诊断结果却让所有人都大吃一惊——因长期低头玩手机，这名男子的颈椎已退化到了 70 岁老人颈椎的程度！

专家直言，自己也被这名男子的颈椎 X 光片吓到，其第 4、第 5、第 6 节的椎体变形，间隔变窄，还有明显的骨刺，已压迫到神经，看起来就像 70 多岁老人已经退化的颈椎。这与他经常长时间玩手机的习惯不无关系。

"低头族"易患颈椎病

颈椎虽然在整个脊柱中只有那么一小截，可它的重要性不言而喻；而且颈椎还异常灵活，所以我们能轻松地扭头四处张望，做出各种细微动作，如头部的转动，抬头、低头、左右摇晃脖子等。常常低头，颈椎容易受损。

乱摇更伤颈椎

有些人觉得脖子不舒服了，会选择"一圈一圈摇"的方法来缓解颈椎不适。其实，颈椎结构复杂，这种方法并不能缓解疲劳，反而不利于颈椎的稳定，容易导致头晕、恶心、疼痛等症状。

如果你想改善一下颈椎问题，可以做点简单的颈椎运动。但请注意，颈椎病较重的以及椎动脉型和脊髓型颈椎病患者不宜做颈椎操，老年人也不宜做这项运动。

护颈运动步骤

1. 转动头颈

取站位或坐位，两手叉腰，头颈轮流向左、右旋转。每当转到最大限度时，稍稍转回后再超过原来的幅度。两眼亦随之尽量朝后方或上方看。两侧各转动 10 次。

2. 仰望观天

取站位或坐位，两手叉腰，头颈后仰观天，并逐渐加大幅度。稍停数秒钟后还原。共做 8 次。

3. 颈臂抗力

取站位或坐位，双手交叉紧抵头后枕部。头颈用力后伸，双手用力阻之，持续对抗数秒钟后还原。共做 6~8 次。

取站位或坐位，两手于头后枕部相握，前臂夹紧两侧颈部。头颈用力左转，同时左前臂用力阻之，持续相抗数秒钟后放松还原，然后反方向做。各做 6~8 次。

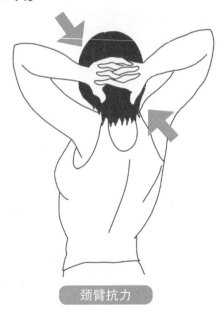

颈臂抗力

4. 左右摆动

头部缓缓向左肩倾斜,使左耳贴于左肩,停留片刻后,头部返回中位;然后再向右肩倾斜,同样右耳要贴于右肩,停留片刻后,再回到中位。这样左右反复做 4 次,在头部摆动时需吸气,回到中位时慢慢呼气,做操时双肩、颈部要尽量放松,动作以慢而稳为佳。

5. 左右旋转

先将头部缓慢转向左侧,同时吸气,让右侧颈部伸直后,停留片刻,再缓慢转向左侧,同时呼气,让左边颈部伸直后,停留片刻。这样反复交替做 4 次。

6. 提肩缩颈

双肩慢慢提起,颈部尽量往下缩,停留片刻后,双肩慢慢放松地放下,头颈自然伸出,还原自然,然后再将双肩用力往下沉,头颈部向上拔伸,停留片刻后,双肩放松,并自然呼气。注意在缩伸颈的同时要慢慢吸气,停留时要憋气,松肩时要尽量使肩、颈部放松。回到自然式后,再反复做 4 次。

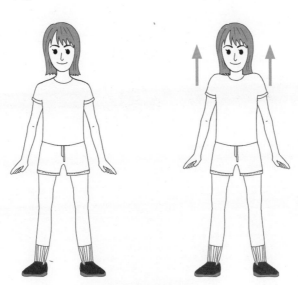

提肩缩颈

1. 孩子平时走姿、坐姿、站姿都要留心，别养成坏习惯。

2. 鼓励孩子多进行体育锻炼，不要长时间待在室内，尤其久坐，经常看手机电脑，也不利于脊柱健康。

3. 家长给孩子做个好榜样，自己也不要常做"低头族"。

4. 家长要常陪伴孩子，不要给孩子施加太大压力，不利于孩子身心健康。要跟孩子做朋友，了解他的内心真实想法。

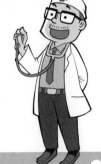

有效的求医之路

聪明就医篇

PART 1 ▶ 如何就诊更高效

进了诊室，怎么**跟医生说**

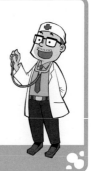
进了诊室，要告诉医生如下内容：

◎出现什么症状才来看医生？什么时候发现的？

◎这种症状出现多久了？

◎具体有什么感受？如果是腰痛，是持续痛，还是间歇痛，是刺痛还是隐隐发痛？

◎是否做过相关检查,检查报告是否还在? 如果有,要收集好,并按时间顺序排号、装订。

◎是否接受过治疗,什么治疗,治疗效果如何?

◎是否还有其他疾病? 为了治疗这些疾病,是否服药? 用过什么药? 可以带上药瓶或药品说明书。

事先要想好想问医生什么问题

◎ 出现这种症状,是不是得病了?

◎ 现在还需要做别的检查吗?

◎ 发展下去会有什么后果?

◎ 接下来该怎么做? 需要手术吗?

◎ 生活方面要注意什么? 怎么调整?

有不明白的及时咨询医生

当医生说了一些自己不明白的词句,应该当场问明白。如果自己有哪些条件不适宜这样做,也好给医生做参考,以免影响治疗。

在医生说明情况时,即使听懂了,也最好做个笔记,不然可能走出门诊室,就抛之脑后了。就诊时间比较有限,可以先记下要点,之后再进行补充,这样即使过段时间又忘记了,下次就诊时,也可以拿着笔记本跟医生确认。

重要的商讨要安排专门时间

如果要谈手术等重大事情,门诊短暂的时间很难完全沟通清楚,因此,应该根据医生的情况,安排专门面谈的时间,并且最好和家属一起去。

自己的想法要正确传达给医生

让患者自己做决定，也是为了选择最适合患者的治疗。正确表达自己的想法，医生也会提供最恰当的建议。

患者必须将自己的工作、生活环境、家庭情况以及生活中什么事情对自己非常重要等，一一告诉医生。另外，在治疗中，什么事要优先考虑，自己的想法是什么，也要清楚的告知医生，跟医生商量。

提高门诊就医效率的5个技巧

2. 如果属于疑难杂症，或者需要就诊号源特别紧张的专家，可选择特需门诊。虽然挂号费比较高，但更容易获得号源，也能获得相对较长的与医生沟通的时间。还可以申请会诊。

3. 带上可能需要的东西：身份证、医保卡、银行卡、现金、笔、原先的病历和检查单。如在该院是初诊，了解是否需要先开具诊疗卡。

1. 提前查询好医院地址，门诊楼的分布，药房、检验处、收费处的地点等。注意有些医院有不同院区，不要白跑一趟。

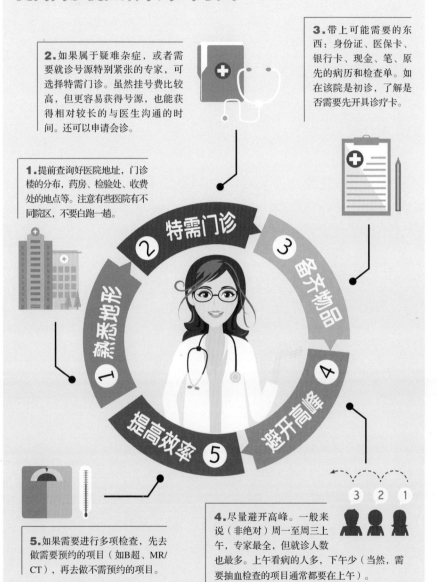

5. 如果需要进行多项检查，先去做需要预约的项目（如B超、MR/CT），再去做不需预约的项目。

4. 尽量避开高峰。一般来说（非绝对）周一至周三上午，专家最全，但就诊人数也最多。上午看病的人多，下午少（当然，需要抽血检查的项目通常都要在上午）。

PART 2 ▶
网络，高效挂号新途径

求医**挂号**指南

利用各种各样的互联网或移动互联网工具进行预约挂号，不仅会节省大量排队挂号的时间，一些难得的号源也有更大的机会获得。而且，预约方式通常可以具体到时间段，可以避免就医与工作的时间冲突。

目前最常用的预约挂号方式一览(广东省)

1. 网络平台 （适用：经常使用电脑上网者）

广州市卫生局统一挂号平台：http://www.guahao.gov.cn。

医院官方网站：部分医院官网开通预约功能，一般在医院网站首页。

第三方网络挂号平台：健康之路、挂号网等。

2. 电话 （适用：上网不方便者或老年人）

健康之路：4006677400。

电信：114。

移动：12580。

3. 微信平台 （适用：微信使用者）

流程：打开微信 App "微信→钱包→城市服务→挂号平台"。

4. 支付宝平台 （适用：支付宝使用者）

打开支付宝 App "支付宝→城市服务→挂号就诊"。

5. 医院微信公众号 （适用：适用微信使用者）

关注就诊医院微信公众号服务号便可预约。

6. 医院官方 App （适用：手机 App 熟练使用者）

目前仅有部分医院开发了相应 App。

7. 第三方挂号 App 及其微信公众号
（适用：手机 App 熟练使用者）

微医 App 及其微信公众号。

160 就医助手 App 及其微信公众号。

翼健康 App 及其微信公众号。

不同服务平台号源不一，可作不同尝试。

8. 现场预约 （适用：复诊者，其他预约方式不方便者）

各医院门诊预约挂号人工服务台：方式与一般现场挂号相似。

各医院门诊挂号自助机：需要注册或办理诊疗卡，兼具付款以及验单查询功能。

"微导诊"现场扫码预约。

9. 诊间预约 （适用：复诊者）

需要复诊的患者可以现场让医生预约下一次就诊时间。

10. 其他

一些医生的自媒体或公众号，兼具科普及加号服务。

预约挂号要注意的问题

◆注意医院号源放出的时间，不同挂号平台会有不同的放号时间，错过这个时候，一些抢手的号源会更难得到。

◆注意不同预约方式的有效预约时间，如提前1周或2周。

◆知晓不同预约方式的服务时间。部分网络预约是24小时，也有一些夜间（00：00—07：00）停止服务。

◆不要爽约。如有特殊情况，要提前取消。

◆有不同院区的医院，预约时应该看清楚医生出诊地点。

◆一些预约方式仅支持有该院诊疗卡者，初诊者可以尝试别的方式。

（新苗脊柱侧弯预防中心）网络复诊流程

　　自我筛查发现外观可疑侧弯者,可使用手机或电脑将外观照或 X 光片上传,有三种方法,具体操作如下:

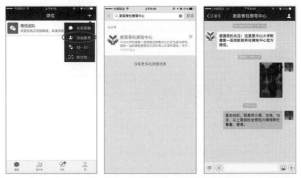

方法
1

　　打开个人微信→扫微信二维码或添加(新苗脊柱侧弯中心)微信公众号。

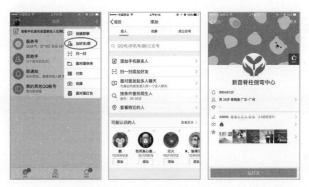

方法
2

　　打开个人 QQ→添加 QQ 99046120(新苗脊柱侧弯中心)为好友→上传外观照或 X 光片＋个人信息。

方法
3

　　打开个人邮箱→写邮件,编辑个人信息及情况并添加附件发送至新苗脊柱侧弯中心邮箱 99046120@qq.com。

PART 2 ▶
如何申请新苗基金

新苗基金及申请流程

中山大学附属第一医院脊柱侧弯新苗基金(简称新苗基金),是2010年由在广东省青少年发展基金会与中山大学附属第一医院脊柱侧弯中心共同成立的慈善救助基金。

本基金资助对象主要为0~28周岁贫困家庭的青少年脊柱侧弯患者,重点资助城市家庭贫困子女、农民工子女以及海外贫困家庭子女,提供部分的医疗费用资助。

至今,该中心已为205位0~28周岁贫困家庭的青少年脊柱侧弯患者减免手术治疗费用。该中心完成了广东省70余万中学生的慈善普查。

目前,该中心与新苗基金将进一步扩大资助范围,在慈善资助学校普查、侧弯手术的基础上,对符合条件的贫困患者,在形体等保守治疗方面上申请减免费用。

申请流程

1. 基金申请对象

因家庭经济特别困难而无力支付医疗费用的、在中山大学附属第一医院内进行住院治疗的青少年。

2. 申请条件

（1）救助对象为全国或海外 28 周岁以下的青少年。

（2）救助对象直系亲属必须持户口所在地的镇以上街道、单位与民政厅三方出具的家庭特困证明。

3. 申请程序

（1）救助对象直系亲属必须如实填写《救治专项资金申请表》,提交家庭特困证明、医疗机构就诊病历等有关资料。

（2）在中山大学附属第一医院新苗(脊柱侧弯)救助基金专家指导小组审议并提出医疗所需费用额度和评估意见后,交基金管理办公室上报管理委员会执行主席审批。

（3）管理委员会执行主席审批后,即可使用。

4. 要填写的申请资料

（1）贫困证明。

（2）中山一院新苗基金(脊柱侧弯)医疗救助金申请表。

（3）申请捐赠资助登记表。

（4）新苗基金(脊柱侧弯)患者调查表。

5. 基金申请联系方式

基金申请咨询电话:020-38364717。

上班时间:周一至周五 8:30-12:30,14:30-17:30。

基金申请邮箱:99046120@qq.com。

登录网站 www.xinmiaospine.com,点击"慈善公益",再点击"新苗基金",可了解更多详情。申请通过后,会在网站公布资助名单。

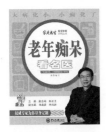

《老年痴呆看名医》

主编简介：

姚志彬，中山大学教授，博士研究生导师，广东省医学会会长。

陆正齐，中山大学附属第三医院神经内科主任，教授，博士研究生导师。

内容简介：

阿尔茨海默症是老年人痴呆的重要原因，它不是正常的老化，而是一种疾病！它不仅夺走患者的记忆，也可能让他们丧失思考、行为的能力，给家庭带来困境。本书将告诉您如何尽早发现老年痴呆的苗头，并积极处理；告诉您如何科学爱护大脑，让它更年轻。同时，也为有老年痴呆患者的家庭提供具体可行的日常照护指引。

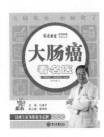

《大肠癌看名医》

主编简介：

汪建平，中山大学附属第六医院结直肠外科主任，中华医学会理事，广东省医学会副会长，广东省医师协会副会长。

内容简介：

大肠是健康的"晴雨表"，很容易随身体状况的变化而发生问题，而人们最易忽视细微的身体变化，如最常见的便秘和腹泻，这其中可能隐藏着重大疾病，比如逐年高发的大肠癌。本书最重要的目的，是要带给读者一个忠告：是时候关心一下您的肠道了。关注自己的肠道，会带来无比珍贵的健康。

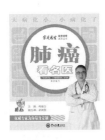

《肺癌看名医》

主编简介：

何建行，广州医科大学附属第一医院院长，胸外科教授，卫生部有突出贡献中青年专家，国务院政府特殊津贴专家，中央保健专家，中国十大口碑医生，广东省医学会胸外科学分会首届主任委员。

内容简介：

肺癌，一直高居我国癌症发病率的第一位。为什么会患上肺癌？早期怎么发现？该做哪些检查？如何选择治疗方案？……种种问题困扰着患者和家属。本书以通俗的语言、图文并茂的方式，全面介绍肺癌的病因、检查及治疗手段，为肺癌患者提供医、食、住、行全方位指引。

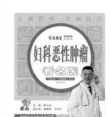

《妇科恶性肿瘤看名医》

主编简介：

李小毛，中山大学附属第三医院妇产科主任兼妇科主任，教授，博士研究生导师，妇产科学术带头人。

内容简介：

为什么会患上妇科恶性肿瘤？早期如何发现？做哪些检查能尽快、准确知晓病情？选哪种治疗方案？出院后，身体的不适如何改善？……本书以通俗的语言、图文结合的方式，介绍宫颈癌、子宫内膜癌、卵巢癌的病因、相关检查、治疗、高效就医途径等，为妇科恶性肿瘤患者提供医、食、住、行全方位指引。

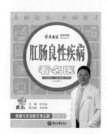

《肛肠良性疾病看名医》

主编简介：

任东林，主任医师，医学博士，外科学教授，博士研究生导师，中山大学附属第六医院运营总监，肛肠外科、中西医结合肛肠外科、盆地治疗专科主任，中国中西医结合学会大肠肛门病专业委员会主任委员，世界中医联合会肛肠专业委员会副主任委员。

内容简介：

我国肛门直肠良性疾病患者数以亿计。最常见的肛肠良性疾病包括痔、肛瘘、肛裂、肛周脓肿、肛周肿物、藏毛窦等等。肛肠为何会生病？如何防？如何治？本书以活泼的语言、生动的图示，为您介绍科学、准确的医学知识，力求切实为患者排忧解难。

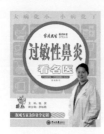

《过敏性鼻炎看名医》

主编简介：

赖荷，广州医科大学附属第二医院过敏反应科主任，主任医师，中华医学会变态反应学分会常务委员，中国医师协会变态反应医师分会常务委员，广东医学会变态反应学分会主任委员。

内容简介：

在 21 世纪，过敏成了一种"时代病"。其中，过敏性鼻炎在全球的发病率为 10%~25%，有逐年增加趋势。有人认为，过敏性鼻炎不治也没什么大不了。事实上，有 30%~40% 的过敏性鼻炎会继续发展成为支气管哮喘。本书旨在普及过敏性鼻炎的医学常识，图文并茂，语言力求通俗易懂，为过敏性鼻炎患者提供医治、养护贴心指引。

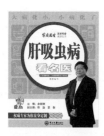

《肝吸虫病看名医》

主编简介:

余新炳,中山大学教授,博士研究生导师,国家医药监督管理局药物评审专家,广东省寄生虫学会理事长。

内容简介:

得了肝吸虫病该怎么办?需要做哪些检查?有没有遗传性?如何确定体内已无虫卵?怎样预防这种疾病?本书以简明、通俗的语言,向读者介绍肝吸虫病的致病原因、自检方法、治疗手段和预防措施等知识,同时,还提供一些高效就诊的小技巧,既突出阅读的趣味性,又兼顾知识的系统性和全面性,使读者可以轻松掌握肝吸虫病的基本知识。远离肝吸虫病,从这里开始吧!

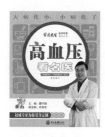

《高血压看名医》

主编简介:

董吁钢,中山大学附属第一医院心血管医学部主任,教授,博士研究生导师,广东省医学会心血管病分会高血压学组组长。

内容简介:

我国的血压控制率只有 6.1%。高血压患者中约 75% 的人吃了降压药,血压还是没有达标。吃药为啥不管用?血压高点有啥可怕?为何要严格控制血压?顽固的高血压如何轻松降下来?防治高血压的并发症有何妙招?……以上种种疑问,在本书里都能找到您看得懂的答案。

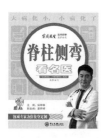

《脊柱侧弯看名医》

主编简介:

杨军林,中山大学附属第一医院脊柱侧弯中心主任,教授,广东省新苗脊柱侧弯预防中心主任,中华医学会骨科分会小儿骨科学组委员,中国康复医学会脊柱畸形委员会副主任委员。

内容简介:

什么是脊柱侧弯?如何自查脊柱侧弯?脊柱侧弯要怎么矫正?会不会耽误孩子的学习和发育?……本书以通俗的语言、图文并茂的方式,全面介绍了脊柱侧弯的成因、检查和诊治办法,为脊柱侧弯疾病患者提供了医、食、住、行全方位指引。

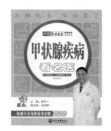

《甲状腺疾病看名医》

主编简介:

蒋宁一,中山大学孙逸仙纪念医院核医学科主任医师,教授,博士研究生导师,中华医学会核医学分会治疗学组组长。

内容简介:

当今生活压力大,节奏紧张,甲状腺疾病的发病率有上升趋势。常见的甲状腺疾病有哪些? 甲状腺疾病该如何治? ……本书以通俗易懂的语言、生动活泼的图片聚焦甲状腺疾病,向广大读者介绍甲状腺的生理功能及其常见病的防治知识。患者最关心、最常见、最具代表性的疑问都能从本书中得到解答。

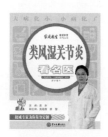

《类风湿关节炎看名医》

主编简介:

戴冽,中山大学孙逸仙纪念医院风湿免疫科主任,教授,博士研究生导师,广东省医学会风湿病学会副主任委员。

内容简介:

"活着的癌症,不死的僵尸",是人们对风湿免疫性疾病的常见形容,类风湿性关节炎则是这类病的典型代表之一。好端端的,为什么就招惹了这个病? 早期,如何发现该病的蛛丝马迹? 就医时,怎么才能找对门路,少绕弯子? 治疗时,怎样遵医嘱,科学用药? 衣食住行中,如何全面呵护自己,改善病情……以上种种问题的答案,都以晓畅的语言、生动的配图,尽情呈现在本书中。

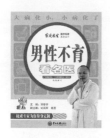

《男性不育看名医》

主编简介:

邓春华,中山大学附属第一医院泌尿外科教授,博士研究生导师,中华医学会男科学分会候任主任委员。

内容简介:

二孩政策全面放开,孕育话题再次被引爆。然而,大量不育男性却深陷痛苦之中。不育男性如何通过生活方式的调整走出困境? 医生如何借助"药丸子""捉精子""动刀子"等手段,让患者"绝处逢生"? 患者与男科医生之间如何高效沟通? ……本书语言通俗易懂,不失为男性不育患者走出困境的一份贴心指引。

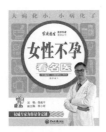

主编简介：

张建平，中山大学孙逸仙纪念医院妇产科教授，博士研究生导师，学术带头人，中华妇产科学会妊娠期高血压疾病学组副组长。

内容简介：

不孕不育，一种特殊的健康缺陷。不孕女性需要做哪些相关检查和治疗？如何通过生活方式的调整走出困境？女性不孕患者的诊治有怎样的流程？试管婴儿能解决所有的问题吗？……本书以通俗易懂的语言，全面介绍了女性不孕的病因、相关检查、治疗手段及高效就医途径，不失为女性不孕患者走出困境的一份贴心指引。

《女性不孕看名医》

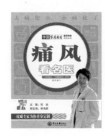

主编简介：

张晓，广东省人民医院风湿科行政主任，中国医师协会风湿免疫科医师分会副会长，广东省医师协会风湿免疫分会主任委员，广东省医学会风湿免疫分会副主任委员。

内容简介：

得了痛风，便再也摆脱不了随时发作的剧痛？再也离不开药罐子的生活？再也无缘天下美味，只能索然无味地过日子？……专家将带给您关于痛风这个古老疾病的全新认识：尿酸是可以降的，痛是不需要忍的，而美食同样是不可辜负的。本书以图文并茂的方式，给痛风及高尿酸血症患者提供了医、食、住、行的全方位指引。

《痛风看名医》

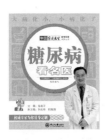

主编简介：

翁建平，中山大学附属第三医院教授，博士研究生导师，内分泌科首席专家，现任中华医学会糖尿病学分会主任委员。

内容简介：

怎样知道自己是否属于糖尿病高危人群？患了糖尿病，如何通过饮食方式的调整、行为方式的改变以及药物治疗来稳定血糖？如何有效地与医生沟通？……本书以通俗易懂的语言、图文并茂的方式，全面介绍糖尿病的病因、相关检查、治疗手段及高效就医途径，给糖尿病患者提供了医、食、住、行的全方位指引。

《糖尿病看名医》

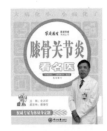

《膝骨关节炎看名医》

主编简介：

史占军，南方医科大学南方医院关节与骨病外科主任，教授，主任医师，博士研究生导师，广东省医学会关节外科学会主任委员。

内容简介：

中老年膝关节疼痛占了骨科门诊的二分之一，主要原因就是膝骨关节炎。生活中怎么才能养护膝骨关节，延缓其退化？跑步、爬山如何不伤膝？得了膝骨关节炎如何选择合适的运动方式？疼痛如何避免？……本书以通俗易懂的语言，图文并茂的方式，为膝骨关节炎患者提供了医、食、住、行的全方位指引。

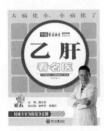

《乙肝看名医》

主编简介：

高志良，中山大学附属第三医院肝病医院副院长，感染性疾病科主任，教授，博士研究生导师，广东省医学会感染病学分会主任委员。

内容简介：

本书由著名肝病专家高志良教授主编，聚焦乙肝话题，进行深度剖析：和乙肝病毒感染者进餐会传染乙肝吗？肝功能正常需不需要治疗？乙肝患者终生不能停药吗？乙肝妈妈如何生下健康宝宝？患者与医生之间如何高效沟通？……想知道答案吗？请看本书！

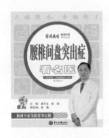

《腰椎间盘突出症看名医》

主编简介：

黄东生，中山大学孙逸仙纪念医院脊柱外科教授，主任医师，博士研究生导师，广东省医学会脊柱外科学分会前任主任委员，中国医师协会骨科医师分会脊柱畸形委员会委员，国际内固定学会 AO 脊柱培训中心主任。

内容简介：

腰痛缠身，是否意味着患上了腰椎间盘突出症？腰椎间盘突出症患者，如何治疗、保健、聪明就医？本书以通俗易懂的语言、图文并茂的方式，介绍腰椎间盘突出症的症状、病因、治疗、日常保健及高效就医知识，为腰椎间盘突出症患者提供了医、食、住、行的全方位指引。

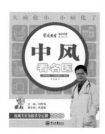

《中风看名医》

主编简介:

胡学强,中山大学附属第三医院神经病学科前主任,教授,博士研究生导师,广东省中西医结合学会脑心同治专业委员会主任委员。

内容简介:

中风又称脑卒中。中风先兆如何识别? 中风或疑似中风,要做哪些相关检查和治疗? 中风救治一刻千金,其诊治的标准流程是怎样的? 如何调整生活方式,防患于未然? ……本书以通俗易懂的语言,全面介绍了中风的病因、相关检查、治疗手段及高效就医途径,为中风患者提供了医、食、住、行全方位指引。

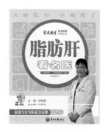

《脂肪肝看名医》

主编简介:

钟碧慧,中山大学附属第一医院感染科主任,教授,博士研究生导师,广东省医学会肝脏病学分会脂肪肝学组副组长。

内容简介:

随着饮食结构和生活习惯的改变,脂肪肝已成为我国第一大慢性肝病。怎样知道自己是否有脂肪肝? 脂肪肝有哪些危害? 患了脂肪肝,怎么办? 是否再也离不开药罐子的生活? 能彻底治愈吗? ……专家将为您揭开脂肪肝的来龙去脉,介绍脂肪肝的病因、相关检查和治疗手段。书中内容科学、语言通俗、图文并茂,让您在轻松阅读之余,掌握脂肪肝的防治之道。

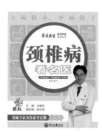

《颈椎病看名医》

主编简介:

王楚怀,中山大学附属第一医院康复科教授,博士研究生导师,中国康复医学会颈椎病专业委员会副主任委员。

内容简介:

颈椎病是日常生活中的常见病、多发病。其类型多样,表现百变。颈椎长骨刺 = 颈椎病? 得了颈椎病,最终都会瘫? 反复落枕是何因? 颈椎病为何易复发? 颈椎病,如何选枕头? "米"字操真的有用吗? ……本书以通俗易懂的语言、图文并茂的形式,深入浅出地介绍了颈椎病的来龙去脉,让读者在轻松阅读之余,学会颈椎病的防治之法。